Eye diagnosis on senile diseases

望眼辨治
老年疾病

（赠光盘）

郑德良◎著

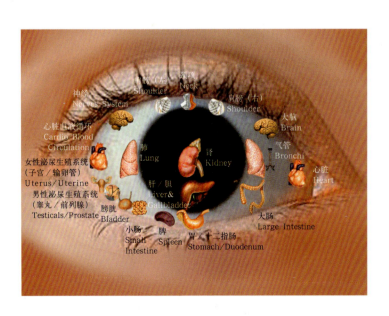

辽宁科学技术出版社
·沈 阳·

图书在版编目（CIP）数据

望眼辨治老年疾病／郑德良著．—沈阳：辽宁科学技术出版社，2010.2
ISBN 978-7-5381-6229-5

Ⅰ.望… Ⅱ.郑… Ⅲ.眼－望诊（中医）－应用－老年病－辨证论治 Ⅳ.R259.92

中国版本图书馆 CIP 数据核字（2009）第 234335 号

出版发行：辽宁科学技术出版社
　　　　　（地址：沈阳市和平区十一纬路 29 号　邮编：110003）
印　刷　者：辽宁印刷集团美术印刷厂
经　销　者：各地新华书店
幅面尺寸：184mm × 260mm
印　　张：10
字　　数：150 千字
印　　数：1~4 000
出版时间：2010 年 2 月第 1 版
印刷时间：2010 年 2 月第 1 次印刷
责任编辑：寿亚荷
封面设计：翰鼎文化／达达
插图绘制：李　斌　林思予　张　虹
光盘录制：刘立克　刘美思　刘　实
版式设计：袁　舒
责任校对：周　文
书　　号：ISBN 978-7-5381-6229-5
定　　价：65.00 元（赠光盘）

联系电话：024-23284370
邮购热线：024-23284502
E-mail：dlgzs@mail.lnpgc.com.cn
http://www.lnkj.com.cn
本书网址：www.lnkj.cn/uri.sh/6229

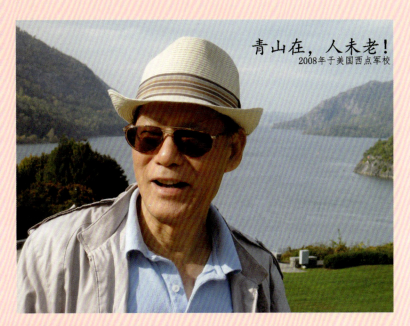

青山在，人未老！
2008年于美国西点军校

作者简介

　　郑德良，男，祖籍广东省中山市。曾任中山大学教授，现定居美国。

　　作者致力于眼与全身疾病关系的研究，始于1968年。初期借助传统中医眼科的理论框架，从临床上探索眼与脏腑之间"有其内，必形诸于外"的辨证关系。2000年以来，进一步吸收现代电脑科技的新成果，突破传统医学的技术局限。经过10年的反复研究，使望眼辨证的中医方法在实践中形成"数码眼影像、中医辨证论治"的现代方法，成为紧随欧洲虹膜诊断、中国眼针之后，又一个独具特色的眼诊学派。

　　从2003年起，作者在这个独特医学领域内的主要著作有：

　　(1)《中医望眼辨证图解》(郑德良/郑智峰著，辽宁科学技术出版社，2003/台湾楷博出版社，2006)。

　　(2)《望眼辨治女性疾病》(郑德良/郑智峰著，辽宁科学技术出版社，2006)。

　　(3)《望眼知健康》(郑德良著，辽宁科学技术出版社，2008)。

　　(4)《郑氏望眼诊病挂图》(郑德良/郑智峰著，辽宁科学技术出版社，2006)。

　　(5)《中医望诊彩色图谱》(望眼诊病部分主编，郑德良，辽宁科学技术出版社，2008)。

最近这10年，我们已经将望眼辨证这个领域的研究成果陆续公之于众了。这对于一个幅员广大、人口众多、总体经济发展水平和人均国民收入都还比较低的国家来说，在改善其医疗管理体制和医疗技术进步方面也许会有些助益。作为炎黄子孙，在弘扬祖国优秀传统医药文化方面也算尽了自己的责任。在今天，即使像美国这样一个经济大国，不管专业人士或普通美国人也不像35年前那样，对东方特色的医疗技术不屑一顾了。也许读者没有想到，以哈佛大学医学院为首，全美竟然有34家主流大学开设有东方医学的选修课及相关的研究所。据著名的霍金斯医学院（JOHNS HOPKINS）最近公布一项调查表明，目前已有40%的美国人选择被他们称为替代医学（CAM）的东方医药技术治疗各种慢性病，在痛症方面更高达50%，半数以上美国人愿意使用（中）草药解决病症问题，大约2/3的美国人认为替代医学行之有效。从我们这些年的实际临床观察来看，可能比这个统计比例要高一些，来自各方面的信息表明，这种趋势还将持续下去。事实上，像曼哈顿这样一个资金和人才高度集中、商业成本极其高昂的地方，如果过不了市场检验这一关，没有被消费者反复认可的确凿疗效，我们这个被称为替代医学的小诊所，哪怕一天也难以维持下去。也许是这个原因，美国著名的《时尚》（Men's Vogue）杂志，于2008年第4期"健康专栏"上用了两个整版，对我们这种东方特色的"眼像辨证，中药治病"的方法作了一个专访报道，这也表明美国读者正需要更多地了解和接受东方的医药文化。

就拿我们这几年相继出版的《中医望眼辨证图解》、《望眼辨治女性疾病》以及《望眼知健康》这几本书来说吧，尽管人们觉得在中国市场上的价格不菲，但如果美国或欧洲读者想直接从我们这里购买的话，按美元汇价却要花上近8倍的价钱，结果还是不断被读者买走。最近，加州一位医学博士来信说："谢谢您将您的望眼诊病的经验奉献给中医界。"他随信还附上支票，请我们将这3本书邮寄给他。可以设想，作为一位博览群书的医学专家，他只是对我们的研究成果略有所闻而已，在未曾真正见过这些书的情况下，愿意拿出一笔钱来买这些书，一定认为这些书有别于其他一般医学著作，在学术文化和临床研究方面有其值得关注的地方，否则他就绝不会如此费周章。

我曾经在最近出版的《望眼知健康》一书的序言中说过，我们尽管从不自觉到自觉地寻找眼睛与整体联系规律方面，断断续续花了40年的工夫，但到目前为止，还只是开了个头，要想让这项具有浓厚东方文化特色的医学研究成果真正能在医学进步中持续发扬光大，还有很多事情要做，其中之一就是从理论到临床实践上继续推及至各个医疗保健领域。在21世纪的今天，一个有史以来的庞大"银发"医疗保健市场正呈爆发式增长。西方国家正在"老年医学"方面千方百计动用各种资源加强研究和开发。出版社的同仁早就洞悉到了这种现象和发展趋势，特别建议作者在完成《望眼知健康》一书以后，立即着手将望眼辨证的临床研究推及至老年人医学领域。虽然本人随着年龄增长，加上日常繁忙的门诊业务，已颇有些倦意，但经再三考虑，我还是很乐意地接受了他们的计划安排。毕竟本人也算是个老年人了，对这方面的探索自然备感亲切，体会也更深一些。何况我们这个小诊所每天接触到的客人，大多是年过 70 岁的耆老，最高是 96 岁的寿星，60～65 岁这个年龄层次的就更多了。怎样才能为这些耆老们提供更适合于其生理特征的诊疗服务？这也正是我们每天都必须面对的课题。

这几年来，我们还发现了一个令人感到忧虑的医学现象，那就是单从生理年龄来看，无论如何都算不上"老"，可是有些人还不到 35 岁，甚至 30 岁左右的青壮年，其经脉气血已经出现严重的衰退现象，我们称之为"早老"或"早衰"。一位在纽约从事国际金融投资的客人，5 年前陪太太来访时，还是一位英俊潇洒、体魄强健的青年才俊，今年初刚过 30 岁生日。可是不久前他来访时，同 5 年前那种充满活力的样子却大相径庭，只见他头发开始发白、形容憔悴，面部长满暗疮，声音低沉。我们问他最近是否得过什么病？他告诉我说，两周前他不知什么原因突然上吐下泻，全身乏力，经过医院详细检查未发现任何胃及消化道感染。回家后，虽然全天卧床休息，但还是呕吐不止，3 天之内瘦了 7 公斤，不知如何是好。我们通过望诊发现其虹膜已经变形，角膜缘出现大面积脂质沉淀，外眦呈充血性血管增生，巩结膜呈淡黄色。这显然属于肝经气血严重劳损、过早衰老的眼像。我告诉他，由于他每天几乎 24 小时在电脑面前监测全球各大金融市场的行情变化，平时更缺少运动，已导致脑神经过度疲劳，内分泌失调及免疫系统功能下降。如果按中医的说法则是劳心过度，乃至阴虚阳损，肝气衰弱，脏腑功能已迅速衰老。我考虑现代医学对这类功能失调症状的处理难有什么好办法，于是当机立断，采取类似对老年病一样回阳急救、填精益气、敛肝健脾的方法，让其从整体上回到中医说的阴平阳秘状态，也就是现代医学所说的，调整其神经系统和内分泌系统，改善其免疫功能，让其恢复体内酸碱平衡状态。经过一个多月的治疗和休息，他的体力和精神总算逐步恢复过来。这也许是一个很极端的病例，但绝不是唯一的一个。在当代社会中，老化或衰老已经不是一个单纯的生理年龄概念了，各种衰老的生理特征已不一定只在那些年过 60 岁的人身上出现，一些严重的老年性疾病，已在一些不到 50 岁，甚至更年轻一些人士身上发生。例如高血压、高血脂、高胆固醇、高血糖、中风等病症在当今一些青壮年人中同样存在。两年前，当我看到年仅 37 岁的温州籍上海中发电器集团董事长、南民先生因患脑血栓而突然死亡的消息后，为医学的无奈和人类面临的健康危机感到震惊。人们梦寐以求的社会经济繁荣发展，不但没有使自身的健康状况得到进一步改善，反而出现严重倒退。一个积累了亿万家财的企业家，其实际寿命竟然不及 150 年前的世界平均（45 岁）数。这种在事业成功与健康之间的平衡过犹不及，严重违背正常人的生理和生活规律的现象，难道还不值得我们从各个方面，包括医学和社会生活的各个领域深入思考吗？

虽然，从总的历史发展趋势来看，21 世纪的人类平均寿命肯定会远高于过去，但是今天处在转型期的社会中，面对经济全球化发展，并不是人人都能如此，人们必须从防老抗衰中更好地把握自己的健康。正如球星姚明所说：健康比别的什么都重要。本书将秉承过去一贯的写作风格，充分运用我们的科技特色，尽可能采用通俗易懂的语言，简明的临床病例，坚持图文并茂的原则。当然，作为一种临床医学经验和理论，医学界的同道们如能合作和理解的话，一定能对人类健康长寿事业作出更大的贡献。

同过去一样，如果没有寿亚荷编审的热情推动以及辽宁科学技术出版社领导的支持，本书肯定不会如此顺利地与读者见面的，在此谨表谢意！

不久前，惊悉卓越的社会活动家、国际知名学者、我最亲密的导师**吴大琨**教授，在刚刚迈进 90 高龄时在北京与世长辞，我们全家为此感到非常难过，谨以此书作为对吴老先生的永远纪念！

郑志良

2009 年 3 月 15 日于纽约

目　　录

下篇　老年疾病望眼辨证论治

Table of Contents

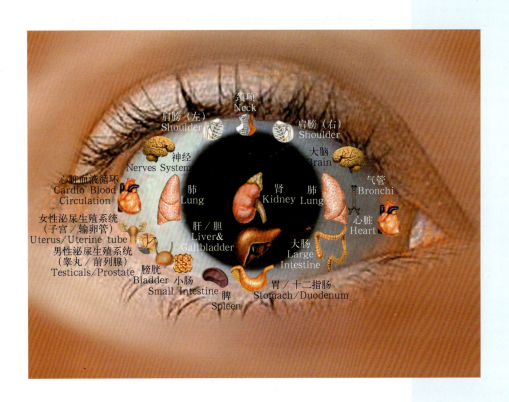

颈项
Neck

肩膀（左）
Shoulder

肩膀（右）
Shoulder

神经
Nerves System

大脑
Brain

心脏血液循环
Cardio Blood
Circulation

肺
Lung

肾
Kidney

肺
Lung

气管
Bronchi

女性泌尿生殖系统
（子宫／输卵管）
Uterus/Uterine tube

肝／胆
Liver&
Gallbladder

心脏
Heart

男性泌尿生殖系统
（睾丸／前列腺）
Testicals/Prostate

膀胱
Bladder

小肠
Small Intestine

大肠
Large
Intestine

脾
Spleen

胃／十二指肠
Stomach/Duodenum

老年疾病的中医观念

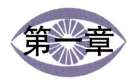

第一章

新世纪的中医发展与望眼辨证

第一节

中医药发展的新世纪

近 10 年来，我发现在大中华文化地区（包括台湾、香港）有关中医、中药方面的书籍、文献，包括各种古籍、文献，医学新作出版数量品种之多，学科题材之丰富和其广泛性都是旷世仅见，在印刷方面之精美，发行的数量之大也是我平生未见过，这种欣欣向荣之景象，预示着中医、中药发展的新世纪已经来临。我想，这种新局面，大致由以下几个方面汇聚而成。

第一，进入 21 世纪后，大批 70 岁上下、临床经验丰富、医术精湛、勤于思考和写作的名老中医，包括一批优秀的中西结合专家在退休和半退休状态下，自己亲自动手或在其晚辈的协助下撰写的专著，如雨后春笋般出现。其中有名医吕景山为其导师撰写的《施金墨医案解读》及《施金墨对药经验集》、董振华等精心之作《祝湛予验案精选》、张大钊编著的《中医文化对谈录》，中医眼科有《韦玉英眼科经验集》、张梅芳的《眼科血症》以及中国中医药出版社组织出版的《中国百年百名中医临床医家丛书》等。此外，像早年出版的《蒲辅周医案》、焦树德的《医学实践录》、蒋森的《血瘀论》、陆德铭的《中医外科诊疗图谱》等都是非常宝贵的中华医学文化财富，这一大批作者都是华夏文化承传的佼佼者，是推动这股世纪中医、中药发展新浪潮的主将。

第二，在保卫和促进中医、中药文化发展中，在中华大地上崛起的一批新力军锐不可当。众所周知，本世纪初，在国内外医学文化界，包括一些冠以科学家桂冠的少数人士，突然以中医"不科学"或"伪科学"的恶名攻击中医，鼓吹废除中医的时候，立即招来炎黄子孙们的奋起反击。其中一批年轻的中医学新秀包括他们的新著，例如唐云的《走近中医》、刘力红的《思考中医》、毛嘉陵的《第三只眼看中医》、廖育群的《医者意也》、高也陶的《看中医还是看西医》、宋福印的《气血脉型辨证理论与临床》等都是思想活跃、充满哲理、见解独到的优秀中医学者，这些医学文化精英代表着中医学文化发展的希望和力量。

第三，西医在临床与教育中的主导地位，在实践中不断受到挑战。在整个现代医学体系中，西医在临床上不断暴露出来的缺陷已尽人皆知。例如，面对一个未婚未育女子月经不调导致的子宫积瘀，中医只要几贴"桃红四物汤"加味就可以了，但美国医生的做法是刮宫。美国一位专于医疗保健的记者写了一本书，名叫《处理过头》，详尽地揭示美国现行医学的种种问题，令人感到触目惊心。在中国从事临床医疗、教学和科研45年的著名医学专家温振英的《医话验案精选》一书，公开地、系统地揭露西医误诊误治的各种医案的情况，在过去的确是难得一见的。也许是为了避免正面冲击西医这种主导地位，或者从学术角度来说，在肯定西医的长处的同时，更多地肯定中医优势的书籍更是俯拾皆是。细读妇科专家朱南孙教授的《治病囊秘》、治疗冠心病的中医专家郭士魁的临床经验与学术思想后，颇为发人深省。

第四，现代中医已逐步成为预防医学、养生保健、防老抗衰的主力军。中医的生命力和优势在于治"未病"，也就是今天人们所说的预防和养生之道。这正好与近30年来人们生活和收入水平飞跃提高，对保健养生需求日益强烈的状况相适应。在中华大地上涌现出来的各种养生专著中，出现了一批现代医学出身，但善于扬中医之长、避西医之短的高级专家作者，这批不同凡响的专家所写的著作，诸如专门为第一代新中国领导人医疗保健服务的高级保健专家胡维勤的《将中医进行到底》、顾英奇等的《健康红宝书》、黄民杰主任医师编著的《老年健康忠告》以及台湾名医张步桃的《张步桃养生观》等绝不是那些缺少临床经验和学术思考、10天成一书的快餐读物可比拟的。除此之外，还有一大批医经和经方的研究和诠释、中医食疗、中西医结合的科普读物，其中尤以杨力教授的《中医运气学》以及陈树森教授的《百病良方中医辨病与辨证论治》、陆广莘等《在北大学中医》等。

在这股大发展浪潮中，人们不断从各个方面探讨中医的创新发展，努力充实、完善各种行之有效的辨证方法体系，以便更好地发挥中医的优势。

第二节   传统中医与望眼辨证

一、何谓望眼辨证

望眼辨证是在中国古代辩证唯物主义哲学思想启发下，从中医的整体观出发，在总结古代埃及、印度及中国医生观目诊病经验基础上，融入现代数码影像及医学科技作诊断，使用传统中草药治疗的一种简便、有效而成本低的诊疗方法。这种具有东方特色的临床理论和技术，其学术概念起源于20世纪60年代的中国，理论上在20世纪70—80年代得到进一步发展，经过本世纪在美国的实践研究，成为继欧洲虹膜诊断、中国眼针疗法之后的一个新的世界眼诊学派。

中医认为，人有五脏六腑、四肢百骸，但都是一个动态平衡的整体。中医说"有其内，必形诸外"，也就是说，"病在内，证在外"。中医师会通过望、闻、问、切的方法充分收集患者的各种外部症候，运用中医学理论加以综合分析，对其内在的疾病本质作出一个诊断，这就叫"辨证"。中医面对患者，通常不直接叫"诊病"，而是"诊证"或"辨证"，不同于西医专治"已病"，中医更擅长于治"未病"。

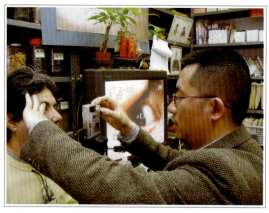

"数码眼影像、中医辨证论治"的现代方法示意图

经过将近40年的深入观察和研究，我们发现在古代中医理论中，特别是在中医眼科中，有不少关于眼睛与人体五脏六腑之间构成某种有规律的动态联系论述。通过视力正常眼睛的色泽、血管和形态变化，可以了解到人体五脏六腑的健康状况。

从本世纪开始，以纽约为基地所提供的望眼诊疗服务对象，以及中英文书籍资料传播，在美国已扩展到新泽西州、加州、夏威夷、华盛顿DC等十多个州郡，在国外有加拿大、南美洲、日本、马来西亚、印度尼西亚、英国、法国、德国、荷兰、以色列、土耳其、加纳、尼日利亚、南非等国家和地区。在中国，包括北京、上海、深圳、香港及台湾，总人次超过5万多，许多被西方医学视为无法医治的慢性、功能性障碍的患者，以及老年性、退行性病变的人士、不孕症人士得到有效服务。这种别具一格的辨证治病方法，在疾病预防和保健方面受到广泛的欢迎。

二、郑氏望眼诊病图

郑氏望眼诊病图是根据传统中医"有其内，必形诸于外"的原理，借助中医眼科"五轮"学说，从形态上进一步确定眼与人体五脏六腑关系的临床实用模拟图。本图定位清楚，容易掌握，自我检测直观、方便，人人都可以掌握，适合各种人种，可以作为了解整体身体健康状况，及时发现健康隐患的指南。作为医者，也是我们在临床上进行辨证论治的基本依据。曾在中南海专门为中央领导人服务多年的保健专家胡维勤医生，今年初在《将中医进行到底》一书中说："根据我多年的临床经验，眼睛几乎与全身疾病都有关。"可惜，由于篇幅关系，他未能在这方面进一步展开阐述。读者会问，为什么会有这种关系？以及如何具体利用这种关系作为自我健康管理的窗口？其基本原理我已分别在拙作《中医望眼辨证图解》及《望眼知健康》中讲得比较详尽。当今许多中医学者，在讲到眼对整体健康的信息反映时，大多都会引用《黄帝内经》"五脏六腑之精气，皆上注于目而为之精"这个经典命题，其所表达的意思是说，人的眼睛，包括瞳孔、巩结膜、虹膜、晶状体及视神经系统的组织和视力功能都是由五脏六腑的精气所汇注而成的，反过来说，眼睛的各个部分蕴涵着人体五脏六腑的精气。不过各个不同部分构成精气的形态不同，具体地说，"骨之精为瞳孔、筋之精为黑眼、血之精为络、气之精为白眼、肌肉之精为约束"。中医的藏象理论讲肾主骨，所以瞳孔为骨之精气所聚反映于肾。同理，心主血，血中之精气会聚于双眦成脉络反映于心；肺主气，气之精会聚成白睛反映于肺；脾主肌肉，肌肉（脾）之精气会聚成眼睑反映于脾。根据这个中医学原理，中医不但在内科辨证论治上建立科学理论基础，而且中医眼科还在这个基础上，进一步从形态学上产生一个独特的辨证论治框架，那就是"五轮学说"。五轮学说直接将五脏六腑定位于眼睛的各个部位，用中医的藏象学说进行辨证论治。我们根据这个道理，经过长期的研究，融合电脑科技将这种复杂的关系图像化。读者只要依照图示指引，初步掌握眼睛异常的色素、血管和形态变化特征，就可以获得身体各种健康状况信息。

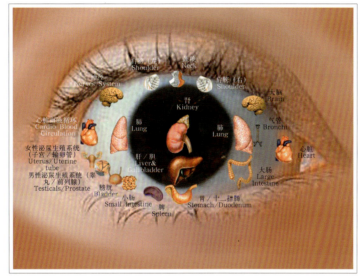

2009 年修订版眼诊图

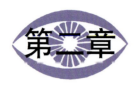

第二章

衰老过程的生理特征

第一节

正常老化与病态老化

　　人的一生从婴儿开始，经历童年、少年、青年、壮年到暮年的几个不同阶段。虽然按照科学家的说法，人可以活到120岁，甚至可以活得更长一些，事实上，也的确有人达到或接近科学家初步认定的120岁的自然年龄。据调查，目前全球110岁以上、120岁以下的寿星只有75人（女64人，男11人）。不过，虽然在人世间出现这种超乎寻常的长寿者，但就人的普遍自然成长规律来看，现阶段110岁以上高寿者当属例外。不过人到了60～65岁就进入老年期，无论从外在的形态特征和内在的生理机能以及精神心理状态，这种由于年龄的自然增长而出现身体功能下降的现象，医学上称之为正常老化或生理性老化。这种老化是不会停止，也不会逆转，直到生命之终结，这是一个不可抗拒的自然发展过程，任何先进医学也无能为力。千百年来人们所追求的"长生不老"，也只是一种美好愿望而已。

　　根据现代医学的研究，人类的年龄已经被区分为"生理年龄"和"实际年龄"，前者是从脱离母体那天起计算的自然年龄，称为生理年龄；后者是根据人的实际身体机能表现，并参照其生理年龄而说的实际年龄。这两者之间往往会由于自然环境、职业以及社会生活方面的影响而出现很大差距。例如，我们最近接待一位女性客人，无论从神色、形态看上去只有30岁出头，但其生理年龄已快50岁了，原因是她从30岁开始，每次月经前就服3剂中药活血通经，月经干净后连服5剂八珍汤补益气血，20年从不间断。她把这些药叫做健康茶，长时间坚持下去，这位女士的生理年龄大于实际年龄，做到许多女性梦寐以求的"青春常驻"状态。相反，有的人由于过于操劳，实际年龄大于生理年龄，医学上称为"早老"或"病态老化"。

衰老的生理特征

一、外在机能的老化

　　一般来说，从外观上出现的衰老现象是比较容易见得到的老化，也是人们最不愿意看到的。首先面部皮肤出现皱纹、黑（老人）斑（实际是生理性血瘀的外在表现）、头发和皮肤疏松、干燥而缺少光泽，甚至还出现少量白发。对于这些早期出现的外部表现，人们可以通过美容方法进行保养。到了40岁左右，有的人开始牙齿和头发脱落、肌肉缺乏弹性、视力下降、腹部开始发胖、容易疲劳、肩颈关节、背部出现不明原因的疼痛。到50～60岁以后，由于激素分泌减少，钙质的流失以及功能退化，脊椎明显收缩和骨质增生，人由高变得矮小，由垂直变得屈背，由于膝关节疲劳或疼痛而变得步履艰难。

二、内在机能的老化

　　1.人体衰老的生理变化　首先见诸于神经系统，包括大脑、脊髓及其神经细胞和遍布全身的神经。其最大变化是大脑皮质萎缩。随着年龄增长，大脑、小脑及其神经细胞的数量都明显地减少，以致对各种事物的反应及协调能力、记忆及思维能力都随着下降。要想延缓其衰老过程，关键是坚持勤动脑、多运动。在这方面，从事脑力劳动的人，比如中医师、作家、科学家、教师等有其独特的优势。

　　2.心血管系统的老化现象与大脑的生理变化紧密相关　祖国医学将脑及心血管系统合称为心与神志。现代医学讲的心血管系统，由心脏和遍布全身的血管组成，通常又称为循环系统。现代医学对这方面的研究已从过去的大（体）循环、小（肺）循环，深入到组织末梢的微细血管的循环，称之为微循环。也有专家认为，人体的衰老，首先是从心血管系统衰老开始的，包括血管内壁缺少弹性，管腔变小，加上流经血管的血流质量（过多的脂肪、盐及胆固醇充斥）下降和数量减少，从而导致心脏及全身血管老化。老年人中的许多疾病，包括心律不齐、冠心病、原发性高血压、心肌梗死、脑中风、帕金森病、老年人痴呆症等都直接源自于这个系统，是当今医学上防老抗衰的一个最重要领域，也是我们在这十年接收的慢性病人当中占比例最多的一类患者。由于这类症状的早期一般都处在隐性发展阶段，不容易被仪器检查出来，但却可以通过眼睛检查出来，作为"未病治疗"，效果颇佳。

　　3.消化系统　现代医学讲的消化系统的组织器官，包括口腔、胃、肠道、肝脏及胰脏；祖国医学则主要指脾胃系统。尽管所述概念和范畴不同，但祖国医学通过综合辨证，往往也包括肝（胆）脏、心脏甚至肾脏部分功能，而且高度重视这个系统对整体健康的作用和影响。随着年龄增大，整体消化功能下降，各种相关疾病，包括牙周病、萎缩性胃炎、胃及十二指肠溃疡、老年性便秘、老年性糖尿病等随之而来，祖国医学通过理气健脾的方法，往往在对抗功能衰退这方面收到较理想的效果。

4. **呼吸系统**　主要包括呼吸道（鼻腔、咽喉、气管及支气管）、肺泡及动力部分的呼吸肌、胸廓、膈肌。呼吸系统的老化，主要表现负责气体交换的肺泡大面积减少，肺廓硬化及呼吸肌萎缩。从外观上来看，胸廓也由以往的隆起而渐渐变得扁平，由于可交换的气体减少而常常感到气短、气促、胸闷。祖国医学对这种气机改变也十分重视，常通过"补气"来改善老人的呼吸功能。而适当的运动，利用大自然的气来改善自身的呼吸功能更是长寿之道。

5. **内分泌系统**　现代医学对于这个系统的解剖研究做得比较具体，恰恰又是对人体的发育成长、成熟及老化都有极其重要的影响。西医虽然也重视这个系统的作用，但在学理上的认识则差别比较大，处理上多给予激素补充，中医多侧重从肝、肾功能方面辨证论治，临床上十分有效。

6. **免疫系统**　现代医学的研究认为，人体有一套自我保护健康的防线，主要由胸腺和骨髓所建立的中枢免疫功能系统。脾脏、淋巴结、扁桃体作为这个系统的周围器官，集结有大量淋巴细胞，时刻对入侵的各种病原保持警惕，必要时会调动系统力量加以捕杀，这就是人们时常讲的人自身的免疫功能。除此之外，这个免疫系统还发挥清道夫的作用，随时会将衰老和死亡的细胞清扫干净。最后一个重要作用是所谓"免疫监视"，其功能在于监测机体各个系统组织细胞的变化，防止个别细胞在发生突变后发展成肿瘤。这个系统同其他系统一样也会随着年龄增长而从成熟走向退化、萎缩。人在青春期不知道会生病，但年纪大了，就由于这个系统功能退化而出现各种状况，特别容易感冒、过敏，有的老年人还会由此引发肺炎，并患有其他包括癌症在内的各种严重疾病。

7. **运动系统**　这个系统包括骨、骨关节及骨骼肌三个部分。在人体老化过程中，这是一个很容易被觉察出来的系统。大概50岁左右，由于骨细胞再生能力下降、骨发生萎缩，逐渐产生骨质疏松并导致骨质增生、骨刺，大多数人会在颈椎、腰椎、膝关节等地方出现疼痛。由于这些生理退化性病变原因，加上重力作用，常常会有腿不从心，行动困难、迟缓，甚至很容易跌倒，轻则筋腱损伤，重一些是骨折，最严重者会合并其他症状而死亡。如果以上这些老化现象是随着年龄增长出现的话，那么大多属于生命过程中正常的老化现象，不是什么"症状"，当然也就不是特别需要靠药物来解决的"病"，只能通过养生学及预防医学方面的知识来加强日常的保健，防止过早老化。现今我们可以通过眼像检查看是否出现"过早衰老"的现象。

第三节

祖国医学怎样认识老化

美国华裔郝妮医师等人前几年在一本名为《开心活过100岁》的书中，对中医在西方医学界的影响做了一个非常恰当的评述。书中说："随着人们对疾病认识的深化，不少人士从严酷的事实中清醒过来，呼吁回归大自然、返璞归真，回过头来再到中国人的医药学、养生学宝库中挖掘传统防病健身'度百岁'的方法。"（香港，中华书局，2004年）事实正如作者所预见的那样，3年后，美国食品药品管理局（FDA）正式发表了一份指导性文件，首次认同中医是一门有着完整理论与实践的体系，与西方医学一样是一个独立科学体系。尽管美国人在这方面的认识晚了一些，但相对过去来说，却是一个巨大的历史性进步。

一、《黄帝内经》及其关于对人体生命规律的科学认识

《黄帝内经》这部中国古典医学名著，由"素问"和"灵枢"两部分组成，后人多简称《内经》。两千多年来，一直是中国医药文化发展进步的源泉。人们从这里开始掌握自身的生命发展规律以及养生治病的基本理论与方法。

1.生命成长与衰退的基本规律 《素问·上古天真论第一》以及《灵枢·天年篇第五十四》这两篇经文，集中论述了人的成长与衰亡的自然发展过程，当中，使用了两个概念：一是天数；二是天年。

什么是"天数"？这是古代医学家关于人的生理变化过程及其终结的一个基本概念。现在很多人都知道，无论科学如何发达，人的生命也只有一次，而且是有极限的。《内经》非常明确地说，人分男女两性，女性成长发育较早，出现衰老症状也较早。女性以7岁作为一个成长单元，每一个成长单元都有不同的生理变化。女性从7岁开始就肾气旺盛，乳齿更换，头发长得茂盛；第二个7岁就开始有月经，具备了生育能力；第三个7岁，肾气充盈，牙齿长全了；第四个7岁筋骨强健，头发最茂盛，身体也最强壮；第五个7岁，也就是35岁，是一个由强转衰的年龄阶段；第六个7岁，也就是年过40以后由于经脉气血虚衰，头发变白；第七个7岁，也就是49岁，这对于女性来说，是一个非常关键的生理年龄。因为到了这个年龄，女性的冲脉和任脉都虚衰了，月经停止，再也不能生育了，这就是现代医学讲的"更年期"。男性的发育成长比女性晚一年左右，但其生理衰退期越往后却越比女性慢。男性以8岁为一个成长单元，到第一个8岁，才开始肾气旺，但一直到40岁，也就是第五个8岁才出现肾气衰退，比女性大约迟5年；而相当于女性的更年期现象却到56岁才开始，64岁才出现"天癸（指肾水，男为精，女为血）枯竭"、形体衰疲。《内经》认为，控制和支配生命发育成长的最重要元素是肾气，调节人体机能的重要物质是气和血、经络。因此，中医向来高度重视肾对生命原始的生发作用，称肾为先天之本，抗老防衰，多首先从补肾益精入手，女性则注重补血。

2.生老病死的一般规律 《内经》在这方面的论述也相当精辟。所使用的概念是"天年"和"极时"。虽然这两个概念都是表述从出生后如何逐步走向生命的终极，但"天年"则强调生命如何从成熟到自然终结；而"极时"，是指人寿终正寝的年限。按照《内经》的意思，"天年"是可以养的，但"极时"是不可避免的，这和现代医学的观点也是一致的。

在《内经》成书的那个历史年代，人的平均寿命很短，人活到70岁甚是稀

少，故有"人生七十古来稀"之说，至于能"度100岁"的人更是少之又少，100岁是古代医学家所指的"极时"。按正常的生理变化，也就是从气血由盛而衰的生命发展过程来说，《内经》也有相当具体的阐述。正如上面说的，人的成长发育过程是以肾气盈亏来观察生理变化过程的，而人的形体衰老则是一个从气血、五脏功能的极盛而衰的过程，其变化却是以10年为一个年龄段，不分性别。人到40岁时，五脏六腑、十二经脉都达到了不能再继续成长的高峰，并随着开始衰落。这个年龄段，一般称之为壮年或盛年。古人说"四十不惑"，是从人生哲理来说的，从人的机体成长变化来说也是如此。40岁以后的第一个10年，也就是50岁，肝气开始明显衰退，两眼开始昏花；第二个10年，即60岁，心气开始衰弱，常常会出现各种怨尤，行动开始不利落；第三个10年，即70岁，脾气虚衰，皮肤干枯；第四个10年，即80岁，那时出现肺气衰弱，不能藏魄，说话时易出现错误；90岁时肾气将枯竭了，其他经脉气血也都空虚了；百岁时，不但五脏经脉空虚，而且所藏的神气都消失了，形存实亡。

　　如果人们多少懂得一些"度100岁"的知识，也许人人都能活过100岁，不过现实生活还是只有少数幸运百岁寿星。那么，什么人才能活到100岁终其天年呢？《内经》里谈到了三种人：一是"真人"；二是"圣人"；三是"贤人"。所谓"真人"，按《内经》的说法，是一种自觉地掌握了大自然发展规律，顺应时变，善于吸取大自然的清纯之气，能强身健体，精神内守，使整体筋骨肌肉能协调者。还有一种称之为"圣人"者，也具有与"真人"大致一样的养生功夫，只是"圣人"的具体做法有些不同，更注重精神方面的修养，属于与世无争、自得其乐之类的长寿者。所谓"贤人"，是那种能顺从大自然的阴阳变化规律和适应季节四时之变化，善于吸取古代"真人"的养生之道的贤能之士。

二、中医养生之道话中医

　　自古以来，中医对养生之道就有比较全面系统的研究，积累了非常丰富的实践经验，并且身体力行，从古至今形成了一个健康长寿的职业群体。

　　在中国历史上有案可查的那些寿星级百岁名医，除了东汉时期的华佗外，唐代的孙思邈、明代的吴又可等都是一些医术精湛的临床医生，本身又是百岁寿星。其中孙思邈在101岁时成书的《千金翼方》关于养生之道的论述，对后世影响至深。

　　即使是近代，只要是中医，他们大多能健康长寿。有人说，倒数五六十年前，中国的中医才是真正的传统中医大夫，那时的中医，从理、法、方、药的每一个步骤都是按正统的中医进行思维的，如果以他们作为中医的代表那是较为贴切。如果是这样的话，则非北京市的中医莫属了。几十年前北京市的四大名医中的萧龙友（90岁）、施今墨（88岁）以及一代名医蒲辅周（87岁），各个都是中医之杰，同时又是长寿之星。除了北京之外，几年前去世的沈阳市的彭静山以及现时还健在的广东省的邓铁涛，不但是当代杰出的中医，他们更是年过90岁还继续坚持工作之典范。事实上在乡间，无数名不见经传的中医也大多长寿。

　　中医大夫之所以大多长寿，固然与其职业特点有密切关系，更重要的是，他们不仅懂得长寿之道，而且终生以此作为修身防老的指导原则。

现在很多人都知道，中医在许多方面同现代医学的观点是不谋而合的。中西医都认为要重视预防，早检查早治疗，强调适当的运动、均衡饮食、生活有规律、避烟酒，精神及心理健康等都有益于健康。不过中医有其特点，一是药食同源，重视食疗的保健功能。中医历来以阴阳、寒热指导食物的辨证选择，以不同性味的食物组合纠正阴阳、温凉偏颇，以帮助病人恢复健康。现代医学虽然也有酸碱平衡之说，但从理论到实践上都远不如中医系统完整和丰富。由于中医重视食物之保健、预防和治疗功能，就大大减少了药物的毒性反应。二是中医的养生强调天人合一，人要顺应大自然的四季及昼夜变化规律。三是中医不反对正常的两性生活协调，但一再告诫切勿纵欲过度，认为放纵情欲会伤身折寿。这点与西方的传统医学差别很大。据观察，西方医学文化中纵欲无度的夸张宣传，即使从纯粹医学角度来看，西方人过早衰老和不孕症的增加都与这方面有重要关系。

第四节 现代医学关于抗老防衰的研究

一、现代医学关于人会老化的解释

人为什么会出现自然老化？这个世界医学难题一直引起许多医学家和生物学家的研究兴趣，至今尚未有一个很确凿的结论。尽管这样，人们在边研究、边实践中逐步发现，老化的原因似乎不像中医所说的，是肾功能的不断虚亏所造成的结果，而是先天的遗传基因与后天的环境相互交合作用所造成的。关于遗传基因如何控制和调节生命成长与衰老的作用机制至今还未十分明了，科学家的研究重点多侧重于后天因素的探索。

二、关于自由基老化理论

到目前为止，得到西方医学界大多数人认同，并且在抗老化实践中，有比较明显作用的理论，就是美国林肯大学医学院的哈曼（Denham Harman）教授关于自由基老化理论，美国哈佛医学院也有大致相同的自由基理论研究报告。

在日常生活中，人们都知道，凡是用铁制作的门窗、船舶及其他交通工具、枪械以及各种铁器，只要是暴露在空气中就会很快生锈，这就叫氧化作用。人体在吸收大量氧气后，一方面可以维持人体正常生命活动，同时它也会在体内产生大量的"氧自由基"，催生人体细胞及器官不断老化。当食物在体内经过氧作用，转化为各种营养物质时也产生类似的氧化现象。科学家发现，在氧化过程中产生一种脂质（细胞膜的主要成分、蛋白质），对人体内正常分子例如遗传基因（DNA）有极大破坏力的"分子"，这种"分子"与正常的分子不同，是一种带单数电子的分子。由于缺少配对的电子结构而处于不稳定状态。因此，自由基会夺取人体正常细胞的电子而使自身稳定。在这个过程中，正常的细胞膜就会遭到破坏，引起细胞脱水、老化，经过长时间的作用，人体组织的损耗、破坏修复能力不断下降，人体的机能就会出现各种老化现象。人体在老年期出现各种退行性病变，包括皱纹、心血管病、关节病、中风、溃疡、老年性白内障、黄斑性病变、老年痴呆症等都与自由基日积月累的破坏作用有关。由于这个原因，科学家也像保护金属不被氧化那样加入各种抗氧化涂料，不断地研究和开发各种对抗自由基这种破坏作用，并能延缓衰老过程的抗氧化产品。近年发现这些号称具有抗氧化作用的产品，竟然大都是一些我们日常使用的普通天然食品，诸如西红柿、大蒜、红薯、绿茶以及葡萄制剂、橄榄油、小麦草之类的天然制品。许多专家都围绕这些被认为能抗老防衰的产品进行深入研究。大家都知道，肥胖症是严重危害人类健康的元凶之一，也是导致过早衰老的病症。怎样才能防止肥胖？我在伦敦访问时，一位伦敦大学帝国学院的医学博士告诉我，他的论文证明，糙米就是最好的抗肥胖、防老抗衰产品。

三、关于激素失调导致老化的研究

"激素"是人体内分泌的产物。激素对人体组织和机能的调节作用，首先从成长激素、性激素、甲状腺素、肾上腺素等作用得到广泛的理解。医学研究发现，人体的某些激素会随着年龄增长逐步减少，某些激素会增加。当激素分泌出现不平衡的时候，人体就会加速老化。特别是生长激素、女性激素、男性激素、褪黑激素，还有一种用于对抗压力，称为DHEA（硫化去氢雄皮酮）激素的缺乏，就会导致人体的健康状况恶化，同时加速老化。目前现代医学中关于这方面的研究，比较成功的领域是延缓女性更年期、甲状腺功能失调以及帮助人体对抗压力的DHEA等激素疗法。中医在这方面的调理方法，主要是通过补肾，平衡肾阴（平）肾阳（秘），协调肝肾及心肾功能平衡达到防老抗衰。不管是现代医学的激素补充疗法或传统中医的肝肾疗法，如果在医师指导下使用得当，都会在一定程度上对改善中老年人的性功能、防止骨质疏松、改善睡眠、提高工作效率、延缓衰老有良好作用。

四、现代文明与衰老的临床研究

笔者在2006年1月出版的《望眼辨治女性疾病》一书中，介绍了从眼中辨别毒品中毒的方法，吸毒者的"角膜缘带的周边出现一个色素环，这个环带有一种胶黏性物质，呈深棕色，浓度较深，有点像油画涂色"。的确是这样，根据这种眼像特征，我们发现并为不少吸毒者进行有效治疗，可是经过一段时间观察，我们发现了另一部分患者，虽然其他症状也很严重，但并没有吸毒，奇怪的是也出现过类似上述的"胶黏性物质"。面对这类患者，我们通常在第一阶段都使用类似清肠排毒或健脾祛湿的方法，清除患者体内积存的代谢物，改善其免疫系统功能。出乎意料的是，这些患者经过短时间的治疗后，其眼像往往会出现重大改变，不但眼睛中原来那种"胶黏性物质"消失了，整个巩结膜也变得明亮干净，就像被洗涤剂清洗过那样干净。患者不但感到充满活力，体重也减轻了，看起来也变得比治疗前年轻得多。对于这种现象，究竟该怎么解释？

首先要说的是，根据我们的临床观察，这种对比变化，发生在黑种人或棕色人种的患者是深棕色，白种人或黄种人甚为罕见。白种人或黄种人患者在眼睛中这种类似的胶黏性物质则不是棕色，而主要是黄中带白色，体征变化也大同小异。

根据眼睛与整体统一联系以及"有其内，必形诸外"的道理，这些胶黏性物质应属于人体在新陈代谢过程中的残留物，既然眼睛中存在，身体上任何一个器官组织也会存在，日积月累就会对这些器官组织的正常功能产生严重影响，加速人体机能老化。因此，如能定期或不定期清除这些胶黏性物质，就像工厂要定期清除锅炉的污垢一样，人体的生理功能就能保持正常发挥，否则就会老化、破损，直至报废。

我们从上面已经知道，导致人体老化的"自由基"来源于空气中的氧化作用，那么这些"胶黏性物质"又来源于何处？据我们的临床观察，主要来源于体内过多存积的脂肪、蛋白质及糖的化学物。这是一种对人体毒害性很强的物质。比较容易识别的原因是那些"胶黏性物质"大多出现在黑种人或棕色人种身上，而且多属于肥胖患者。这个种群除了由于种族生理方面血脂较高外，饮食中的肉类及糖分都远高于其他种族群，加上社会经济因素影响，他们的饮食中鱼类、水果蔬菜比例严重失衡。日常的各种软性饮料又以高糖碳酸饮料居多。除此之外，烹调方法又多喜好煎炸、火烤，味道辛辣浓郁。

五、加速老化的环境因素

科学家们发现，人好像一部汽车，由于使用不当或保养不力而提早进入衰老期及过早夭折，其原因除了个体差异（基因的遗传因素）外，还有普遍存在的社会压力大、精神紧张、不健康的饮食习惯、不良的生活方式、缺少运动等都会导致过早衰老。除此之外，抗生素和各种止痛剂、激素的滥用，不适当的手术和损伤性检查也会悄悄改变人的正常生理发展过程。

如果说，除了遗传因素外，对于上述导致老化的因素都还是可以控制的话，那么，另一个更重要的外在因素，则非要人类共同努力不可，那就是不断恶化的环境污染。人类赖以生存的空气、水和土地污染已经对人类的生存造成越来越严重的影响。例如，人们经常发现的各种中毒现象，尤其是各种重金属的中毒症状，已直接危及人类的健康和生命。因此，专家们十分无奈地指出，人类的文明发展，一方面为自身带来日益丰富的物质享受，但另一方面又给健康带来新的问题。

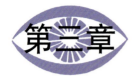

第三章

老年眼睛的形态特征及其临床意义

前面说过，人体衰老的生理特征，在眼睛的表现也十分明显，反过来，我们也可以通过眼睛的生理变化，观察人体的衰老变化过程及其病理表现，这是我们将中医望眼辨证推及至老年健康领域的一项研究成果。

图 3-1 是几例老年人的眼球，从这些眼像的瞳孔、角膜、虹膜、巩结膜中，可见其老化表现。

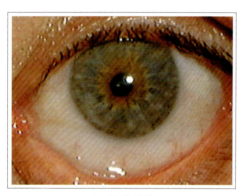

A．瞳孔变形

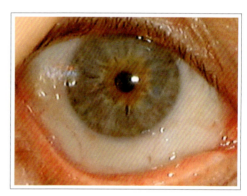

B．瞳孔变形

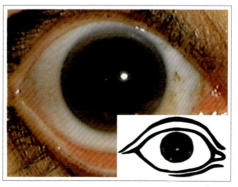

C．瞳孔增大

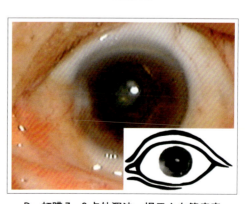

D．虹膜 7～9 点处浑浊，提示心血管疾病

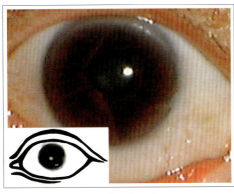

E. 虹膜周边混浊

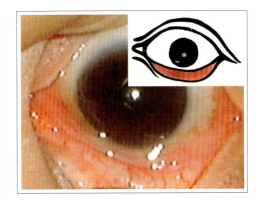

F. 巩结膜充血

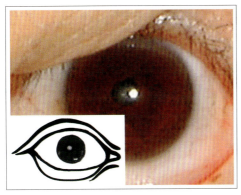

G. 瞳孔移位

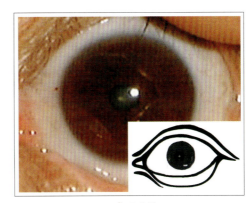

H. 瞳孔移位

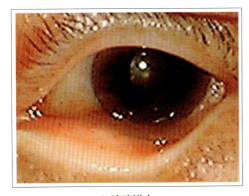

I. 瞳孔增大

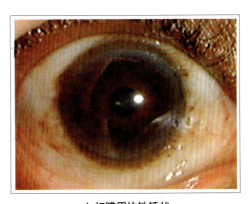

J. 虹膜周边铁锈状

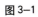

图 3-1

第一节

为什么会老眼昏花？

古语云：四十至眼生眦。意思说，人到了 40 岁时眼睛也从炯炯有神开始逐渐失去光彩了。如果从眼科学角度来说，是由于晶状体的内核出现浑浊，同时弹性减弱的结果。不过《内经》明确讲到眼睛的生理变化，是到 50 岁时才会"目始不明"的，也就是我们常说的眼睛昏花（图 3-2）。原因是 50 岁时，整体的脏腑功能在达到旺盛的高峰期后，再经过 10 年的变化，人的肝气开始衰退，肝胆的生理功能退化。中医认为，肝主疏泄，有藏血功能，在脏则开窍于目。正如我在《中医望眼辨证图解》一书中说过的，中医讲的肝，除在分泌和储藏胆汁方面与现代医学的肝、胆基本功能相同外，实际上还广泛涉及内分泌、大脑、精神情志、心血管、运动等多个系统的功能。这几个主要系统生理功能逐渐老化，也同时引起眼睛视力功能退化。

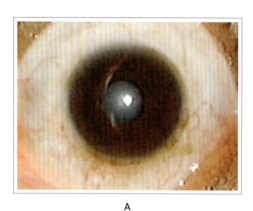
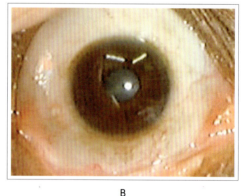

A   B

图 3-2 老眼昏花眼像

现代医学研究表明，眼睛是同许多血管，特别是与脑血管及神经相连，或祖国医学说的，是许多经脉汇聚的地方。现代医学所讲的一些中老年性疾病，包括高血压、脑血管病、心脏病、糖尿病、肾脏病、甲状腺功能异常、贫血、血脂过高等，都会在眼睛中引起各种神经及病理性改变。除此之外，现代社会的各种心理与精神压力、环境恶化、饮食失调或体能消耗过度等方面疾病，都会在眼睛中留下相应的踪迹。人们说，眼睛（包括眼底）是全身病的窗口的说法是非常贴切的。但凡从眼睛检查出来的各种异常情况，都应该引起足够重视，除了眼科症状外，还必须从全身方面寻找原因。

第二节

"老年环"的形成与发展

人到了50岁，有的人甚至在40岁左右，眼睛功能就出现退化现象，其中最明显的是"老年环"，是指眼睛中的角膜缘（正面观察时所见虹膜与角膜交界处）出现一圈灰白色环状薄膜，自身并无特殊的感觉（图3-3）。角膜本身是没有血管的，而巩膜边缘却有极为丰富的毛细血管，因此，角膜正常生理所需的水分和营养完全靠巩膜边缘的血管供给。如果这些营养物质和水分含有较多的异常物质的话，则由于角膜缺乏自身排解功能而被沉积下来，形成"老年环"。有脑动脉硬化的老年人，大多数会出现"老年环"，而有这种"老年环"的老年人几乎都存在不同程度的脑动脉硬化。

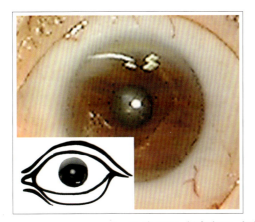 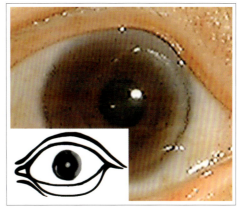

A、B.半月环、低密度环，多出现在50岁以下的病态老化者

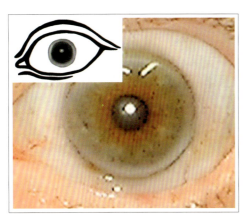 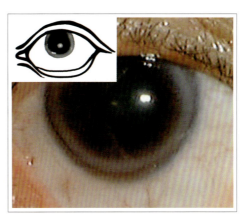

C、D.全月环、高密度环，多出现在50岁以上的老人眼睛上

图3-3

老年性白内障及其临床意义

医学上一般认为，白内障是随着人体衰老而发生的晶状体浑浊，是导致老年人视力减退乃至最终失明的主要原因。

白内障就是眼睛的瞳孔中出现圆形银白色或棕褐色的翳障。大多从40岁以后，才开始出现渐进性眼像，经过10~20年，甚至更长时间的发展，晶状体才完全浑浊，视力也渐渐由昏蒙变成昏盲。

白内障作为一种眼科疾病，不论中医或现代医学都有较系统的认识，而且在保健治疗方面各有特色。祖国医学称之为圆翳内障、白翳黄心内障和沉翳内障。产生的主要原因是由于肝肾两亏、气虚脾弱，目失所养，早期多从补益肝肾方面入手，晚期多施针或其他摘除术，效果也不错。现代医学关于老年性白内障形成机制及临床方面的研究与治疗，在近年也进展很快。

巩结膜及周边眼组织的老化

巩膜也就是中医讲的白睛，其表层为白色透明的结膜所覆盖，通常合称为巩结膜，人在40岁以前，由于气血旺盛，新陈代谢正常，巩膜表层的色素呈蛋白色，清纯明亮，可是当人到50岁左右时，随着新陈代谢及解毒功能的下降，体内各种脂肪、糖、盐及其他有毒物质，通过微循环进入巩结膜后，逐渐积存下来，表层逐渐变成灰黄色或灰蓝色，质地疏松，青壮年时那种清纯明亮状态已不复存在。同时，以巩结膜为中心的形态，也出现了相应的老化现象，眼裂变得狭小，由过去的大眼睛变成小眼睛，眼睛喜欢半闭半开，甚至全闭，这是老年人阳虚的表现。遇风时也容易流泪，或经常感到干涩、痛，分泌物（眼屎）增多，属肝虚有热。眼睑的脂肪层变厚、外层皮肤粗糙，外眦的鱼尾纹也变得越来越深，由于动力作用而向下垂，即出现了眼袋，说明老人气虚。女性在更年期过后，由于激素减少而使面部产生黑色色素沉着，俗称为熊猫眼。

老年眼底变化与全身病的关系

我在过去的一些著作中曾反复说过，直接的眼底观察可以揭示许多全身性疾病，如眼底动、静脉的病变，包括小血管阻塞、视网膜炎症、水肿、剥离、瘀血、视神经萎缩等眼底症状，并可以借此推断许多与此相关的全身疾病。这对于诸如高血压、糖尿病、肾脏病、血液病及某些心脏病（女性尤为明显）、脑病的早期诊断和治疗尤为重要。

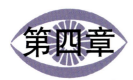

第四章

老年疾病诊断与治疗的特点

第一节

老年疾病的一般特点

　　根据我们这些年的临床经验体会，对于老年病这个范畴的病人，无论在诊断和治疗上都与一般病患不同。作为医者，在心理上有非比寻常的紧张和精神压力。原因是这一年龄层病人的健康状况都处于由极盛而衰的阶段，年事越高，身体状况越差，社会阅历越加复杂，而他们对自身的健康期望值往往又比较高。在这种情况下，我们往往在这些病人身上需要付出过倍甚至两倍时间，对其病情、病况进行反复分析，即使初步确定治疗方案后，还要在服药期间进行跟踪了解其药物反应及其预后情况，耐心解答其中的疑难问题。

　　老年病人的特点是诊断难，治疗也不容易。其具体表现为四多，那就是慢性病多、吃药多、隐性疾患多、疑难怪病多。

　　1.慢性病多　这是一种普遍现象。正如陈树森大夫说的，老年人正气已虚，易受邪侵，也由于机体功能的衰退，外邪易感染，故积年沉疴较多。因而在一个老年病人身上，往往同时有多种慢性疾病存在，最常见的有高血压、糖尿病、慢性支气管炎、心脏病、白内障等，症状多有老年性便秘、失眠、偏头痛、健忘、数不清的四肢疼痛、关节炎等。美国又是一个肥胖症大国，大胖子多，像高血脂、高血糖、高胆固醇、心跳、气喘、皮肤痒、腰膝无力、行动困难的老年人比比皆是。面对这些一身多（种）病的患者，如果没有足够的思想准备，再加上他们主诉的一大堆现代医学名词，准会让人不知所措。

　　2.吃药多　美国人平均用药多于其他西方国家，老人尤其严重。你可以说这是美国老人的福气，也可以理解为美国老人的晦气。因为美国的老人大多都有医疗保险，有所谓的家庭医生（不是"私家"医生），他们在完成投保手续后，每年看病吃药大多不怎么花钱，一旦需要吃药就由保险公司支付，按预防为主的医学概念，这里的家庭医生或医生对老人、特别是 40 岁以上的中老年人的各种医学检查特别频繁，一旦发现有什么症状或指数偏差，即时可以用药。大多数是一个指数或一种症状就有 1 种或 2～3 种药，服用时间起码是 1 个月，老人大多是慢性病，一般 1 年或终生服用，中间发现指数偏高即再加剂量或更换最新、药效最强的药。如果一个老人在体检中发现有 3～4 种主要病症数据的话，至少每天服用 8 种以上、甚至 14 种药。

从医学上来说，药物的毒性作用，对肝肾功能之损害日趋严重，自身免疫功能不堪一击，如果在这种情况下再吃中药，实在是一个难题。不过，换一个角度来看，也是一个机会，因为抗药性越来越差，什么西药都几乎不怎么灵效，相反只要辨证选用中药，往往一服就灵。

3.隐性疾患多 很多人都知道，上了年纪的人症状往往比较复杂。病人自身也由于种种原因表达不清楚，患者大多只是向医生投诉一两种主要症状，而且都是一些表面症状较多。例如病人多反映睡眠困难、记性很差，或者有时头眩、手脚麻痹，这往往是某些心脑血管病的前兆，或中风前兆。困难的是，在医学发达的今天，常规检查大多测试不出来，而一些属于退行性、功能性症状却又被过度夸大了。

4.疑难怪病多 西方的医学专家，向来善于在教科书之外发现新的疾病，并加以命名而著称，例如帕金森病、阿尔茨海默病等，但实际临床症状却并非是以一个病名而能解决的。例如，一位 63 岁的女性病患，除了自身严重贫血、肠道系统功能障碍外，还不断主诉 24 小时之内总有一股强大气流从右耳冲出来，现代检查仪器都用过了，就是不知什么原因，当然也就无法康复了，令她寝食不安；另一位年老患者则说，她头脑中不断有蝉鸣音，不知何故？不用说，这些都是现代医学的奇闻怪症，既不属于现代医学的脑神经系统疾患，又不是什么心理疾患，即使是资深专家也都感到束手无策。不过，一些了解东方医药文化的人士认为，寻访善于作整体治疗的中医可能有效一些，其实这对于中医来说，既是挑战也是一个机会。

这些疑难怪病，多是经年累月，随着机体功能不断老化而变成沉疴，加上个体差异，同一种病也有千奇百怪的表现。也有些是常年依靠数不清的药物来维持生命，其毒性或副作用也不断累积，以至怪症丛生，往往让人摸不着头脑。例如，一位来自中美洲的 65 岁女性患者，反复说她胸中有一个火炉，日夜受煎熬。后来在详细了解这位身患七八种病患者的病史后，发现其在 7 年前完成甲状腺切除手术后，医生让她每天服用大剂量钙片，否则就会心跳加速。这本来也是西医的常规处理，没有什么不妥。不过，经再询问是如何服用时，她说，7 年来每天不但整片大量吞服，而且饮水也不多。我由此推断，可能是钙的消化吸收困难导致一般人说的"烧心"，我建议她"少吃多餐"，而且将过去整片改成粉碎状内服，多喝水，同时让她饮用一些清热养胃阴的中药方剂，两三天后，困扰她多年的顽症竟然消失了。

第二节

老年疾病诊断难

一、生物医学法则与老年医学问题

众所周知，人到了老年，各个器官都处在自然衰退、老人的正常老化与病理性老化交叉的状态，随着年龄增长而变得更加复杂，在临床上尽管病人自我感受的主观症状非常强烈，但只要传统的检测数据或医学影像并未出现既定的医学指标的话，医生往往感到束手无策，唯一可能的做法是给予止痛剂（或安慰剂），或者将病人推给心理医生或精神科医生。当然，在这种情况下，一个年老体衰的患者是很难接受这种服务的。

哈佛大学医学院的凯博文教授提出"生物医学没有真正法则"的看法，在很大程度上反映了现代医学检查的缺陷，在绝大多数的慢性、功能性疾病面前，现代医学几乎无计可施，特别是在老年医学领域尤感困惑。就拿西方医学界高度重视的心脏病检查来说，两年前欧洲的医学专家通过调查发现，在 55 岁以上的人群中，竟然有 45% 的早期心脏病是未被诊断出来的，其中女性更高达 50%。临床医学上有一种并未列入心脏病范畴的病症，叫心脑血管神经功能症，在中老年人中相当常见，由于这种病患在临床上复杂多变，隐秘性相当高，不但常常被美国医生忽略，而且连欧洲最先进的检查仪器也难以确诊。

诊断难，从笔者身上也有深刻领悟。一般来说，我的健康状况在同龄人当中尚属不错，但毕竟岁月不饶人，早在 10 多年前我已开始出现健康警讯。1993 年我平生第一次出现腰腿痛，那时只是 50 岁出头，劳损也不怎么严重，自己开一些中草药，休息一两天便好了。到 1998 年初，我又发生一次严重的腰部疼痛。这次除了自己内服中药外，还请过 20 世纪 70 年代做过针麻的老专家给我做过 3 次电针治疗，效果不错。除此之外，我还到过一家专业水准较高的医院做过腰椎透视，发现腰椎骨质增生，我知道这是自然老化现象，只是我一直在超负荷工作，通过中药调理，坚持运动和食疗，对我的健康和工作并无多大影响。

到美国以后这 10 年，我又出现过 3 次严重的腰痛，平均 3 年就发作一次。第一次是 2003 年，其严重程度与出国前一次差不多，在急性发作时很吓人，一两天之内整个躯体动弹不得。这次我除了服中药外，还请一位优秀的脊椎治疗师给我做了一次中式理疗，第二天便可以照常工作，不想在两年后，我又再次出现类似过去那种腰痛。由于经历过几次这种临床症状，我已经掌握了这种病患的基本规律和特点，确定是中医讲的属于"独活寄生汤"的适应证，不过家里人总是对我的自我解救方法不放心，特别为我找了一家美国医院的专科医生给我检查治疗。这位整脊专科医生，用他的专业手法对我的腰椎从上至下做了一次检查后，非常认真地对我说，从力学和机械原理分析来看，你身体不平衡，你一只脚长一只脚短，随着年龄增长骨质变化加剧，这种日益增长的不平衡最终导致双脚更加

高低不一，只要从相反方向配上一双高低不一的皮鞋，腰痛自然就会好了。对于专家这个诊断结论和处理方法，我感到莫名其妙。后来，家里人还是信从专家的诊断结论，花了一笔钱，将我那双心爱的、日常穿得比较多的皮鞋中的右脚垫高了足有2.5cm厚。像过去几次一样，1周后鞋从医院拿回来，我那双"一只脚长一只脚短"的现象早已通过我自己解救消失了，那双特种鞋也就只好留作纪念了。

经历过这次"假长短、真劳损"的诊断及治疗后的第三年，也就是2008年的4月初，我出国后第三次出现类似的腰痛。因为上次那位专家给我的印象很深，家人再也不会贸然安排我去医院了，还是凭着自己对过去的病因、病情及预后的了解，运用手头的中草药，以"独活寄生汤"为主进行加减调理，不久便康复了。

不久前，我从中国的互联网上偶然发现一位颇为用功、善于思考的年轻中医师发表的帖子。在这里摘录其中一些段落，在理解上也许会对读者有些启发："**提出所谓"眼像"、"眼诊"，并不是想标新立异；经过一段时间的观察，发现确实有规律可循；2005年的一天，我在图书馆无意中发现一本郑德良先生著的《中医望眼辨证图解》，由于书中的大量图片都是用数码相机所拍摄的，所以非常清晰、非常直观，认真读了一段时间后，我用"望眼"的办法来给身边的同学、朋友诊断，大家无不惊讶于这种奇怪诊法的准确性。**"当然，这只是帖子的作者一些个人看法，但是，一旦掌握其中的奥妙，那是一种用之不尽、取之不竭的文化财富。千百年来中医药的源流不也是在不断探索中，一点一滴地累积起来的吗！

二、传统中医在诊断上的长与短

同现代医学检查相反，传统中医十分重视患者自我感觉的主观症状，一些优秀的中医师，在接受患者的第一次来访时，往往要花上很长的时间进行望、闻、问、切，力求对患者的各种症状有更多、更全面的了解，以减少误诊误伤的几率。这种以人为本的诊断方法，可以克服现代医学中见形不见人、只见局部不见整体的不足，既兼顾到人体的一般的生物学性质，又能充分注意到人作为一个生命体与精神相统一的特殊性，这不仅能提高诊断的准确性，也能增进临床治疗效果。正如现代医学一样，由于中医产生的特殊历史条件，作为一种医学科学也需要在不断的实践中加以创新发展。其中在诊断方面，既要重视患者自我感觉的主观症状，也要从客观上充分掌握其整体症状的具体表现。这点对于传统中医来说，显然还需要加以完善。眼下一般中医临床上两种倾向都不利于提高论治水平。一是将传统的望、闻、问、切四诊合参，变成以问为主，这对于老年病人来说，不容易从中获得客观、准确的临床资料。因为老年人往往口齿不清，或健忘，或文化素质及其他功能退化的原因，常常表达不清楚，家人代述也不一定准确，因此，对于老年病的诊断，医者必须主动地、客观掌握患者的临床症状，绝不能只依赖问诊，而不及其他。二是过多依赖西医的生化数据或影像，代替整体综合辨证。在这方面，我主张具体情况具体分析，可适当利用现代医学检查数据，绝不是完全不用，但是也需要加以辨证使用。

第三节

老年疾病的防治

一、注重肝肾调补

《内经》说，50岁肝气开始明显老化，肾气衰竭，两性进入更年期。在这段时间出现的许多症状，都与肝肾亏损有直接关系。例如老年性腰腿痛、肩背痛、高血压、糖尿病、视力功能障碍、疲劳、记忆力减退、睡眠困难、肿瘤、前列腺炎、盆腔炎、老年性阴道炎、性功能下降及各种过敏性疾病都无不与肝肾亏损有关。因此，对这些病症的治疗，总离不开对肝肾功能的调整和治疗，只有这样才能达到阴阳平衡、延年益寿。用药方面，诸如柴胡、白芍、当归、山茱萸、丹皮、麦冬、熟地、黄贞、巴戟天、杜仲、菟丝子、枸杞子、五味子、女贞子等补益肝肾中药及逍遥散、肾气丸、七宝美髯丹等古方均对老年人疾患及保健颇有效益。

二、活血祛瘀，补心益气

生活在正常社会环境中的老年人，在自然老化过程中，我们发现偏重于体力劳动者，其积瘀大多集中在下肢，例如售货员、理发师、司机、干洗店职员、餐馆服务员、制衣厂工人等，由于静脉回流困难，下肢常常产生大量瘀血。通过整体血液循环，一些瘀血到达全身各个器官，包括心脏及大脑血管和神经系统，成为加速老化及引致各种病理性改变的重要原因。这部分老年患者，开始的病变大多发于下肢然后上至体脑，病程较漫长，但还是比较容易治疗，预后也较好。

偏于脑力劳动者，包括各类科学家、教师、医生、企业高层主管、银行家、会计师、电脑工作者、文字工作者、设计师以及各类夜间工作者，其瘀血大多集中在头颈部及脑部，容易在心脑血管及颈项停积，各种病变也多发于大脑、心肺及颈背，引致远端及其他组织器官缺血性功能障碍，从八纲辨证多属上热下寒，症状比较复杂。

不论哪一类患者，在治疗或保健中，都必须通过中医的活血祛瘀的方法，包括针刺出血、服用各类中药，改善心血管循环，而且重点是行气，以气带血。在临床上，对60岁以上的老年病的调理，大多离不开人参、附子、黄芪、三七、丹参、白术、五味子、石菖蒲、当归、薤白、远志、酸枣仁等之类补气活血药，方剂中首选生脉散、四君子汤、四物汤、补中益气汤、玉屏风散以及活血养心安神之苓桂术甘汤、天王补心丹、血府逐瘀汤等著名方剂。这些方药对于改善老年人的血液循环和增强其免疫功能是不可缺少的重要药物和方剂。

三、防老抗衰，重点在肾

《内经》关于肾对生命活动的支配和调节作用的论述，贯穿在人一生的成长发育及衰亡的全过程。《内经》说，从7岁开始，肾气盛，乳齿更替。女子14岁，男子16岁，肾气旺盛，两性功能开始成熟。男子24岁，肾气完满，筋骨强健。32岁左右，胸骨丰隆，肌肉健壮。可是到了40岁，肾气开始衰退，头发变白、皮肤有皱纹，50岁左右，两性（女早男迟）肾精枯竭衰微，转入更年期，是心肺脾气衰；人到了90岁，即使不生病，但由于肾气将枯竭，整个躯体的血气均已空虚，能有机会活到百岁者也会由于形神分离而寿终。要想做到防老抗衰，对老年人来说，主要有两个方面。一是补肾益精。所谓益精，就是不断补充一些维持肾功能正常活动所需的物质。一般情况下，可从日常食物中获取，一些肉类和豆类，如鹿肉、羊肉、牛肉、海鱼、虾、黄豆、核桃、栗子等摄取。中药则可以通过配方的各种植物种子，例如女贞子、菟丝子、五味子、枸杞子、金樱子、沙苑子、山茱萸以及紫河车等含有丰富天然激素的中草药物中摄取。二是益气健肾，充盈肾气。肾气指肾活动的能量，肾气可益不可败，可内存不可外泄。益气健肾是在肾精充沛的基础上，协调心脑肺活动，通过自身新陈代谢使肾精气化成肾的能量。益气健肾，除了选择合乎自身条件的各种运动外，在中药配方中，常常使用巴戟天、杜仲、牛膝、冬虫夏草、补骨脂、锁阳、仙茅、肉桂、附子、海狗肾等益气壮阳中药。当然，适当配合人参、鹿茸、海马、海龙之类则效果更佳。对酒精耐受强者，则可以适当选用一些补肾益精的中草药泡酒作日常保健之品，也能达到延年益寿之效果。

四、理气健脾

中医说，脾是后天之本。人的健康与否以及生病时是否预后良好，看是否有胃气，对于老年人来说是一大问题。西医说，由于年龄的增长，不论体力和脑力活动都减少，机体代谢率下降，消化系统功能也随着出现重大改变。中医说这是脾气衰虚的必然现象。人年纪大了，特别是到了六七十岁，不但食量大为减少，而且许多食物也容易产生各种不良反应，品味也大不如往昔了。因此，中医对老年人的饮食特别注重，而患者也往往在开出处方后，紧接着便问我们应该吃一些什么，怎么吃才合适？我们的做法主要有两方面，一是主张辨证择食；二是补脾健胃。

辨证择食。食物均有四性，即寒、热、温、凉，还有五味，即酸、甘、辛、苦、咸。人体也分有各种体质，不同体质的人，要选择适宜其体质的食物。要注重均衡，结构合理，不偏不废。

补脾健胃。这是中医在临床上一个重要理法方药的原则。老年人脾气日衰，抗体功能下降，必须加强营养，使其荣卫充盈。中药方面，像人参、党参、白术、山楂、麦芽、槟榔、砂仁、厚朴、山药、茯苓、干姜、吴茱萸、陈皮、鸡内金等补脾健胃之中药是临床必备之品。处方中，像四君子汤、香砂六君子汤、陈夏六君子汤、保和丸、平胃散、越鞠丸、人参茵陈五苓散等健脾祛湿、健胃消胀之方剂，对于加强老人脾胃功能，在临床上效果显著。

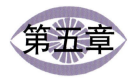

第五章

望眼辨证与老年疾病的防治

第一节

中医望眼辨证论治方法

一、中医望眼辨证论治方法的特点

　　自从中国古代医经《内经》及《难经》概括出中医"望、闻、问、切"的诊断方法以后,再经过汉代张仲景始创六经辨证,使中医在临床医学上得到巨大发展。不过正如许多中医学界的专家说的,面对现代医学及电脑科技迅猛发展,特别是在经济全球化推动下,中医也应该有所创新,有所发展。中医望眼辨证论治的初始概念虽然起源于20世纪中叶,但当时并没有预计到今天全球经济及文化科技发展有如此巨大变化,不过笔者当时已从经济学角度觉察到战后的和平时期将会比较长,人口将会大量增加,平均寿命也会迅速提高,老龄人口将会出现几何级数增长。据中国官方最近的人口预测显示,2050年,中国老龄人口将占总人口的1/4,人们对医学保健方面将会提出许多新的要求。

　　在过去医学科学技术尚未充分发达的年代,医生或者医疗机构,在临床诊断和治疗设备方面都比较简单,主要依靠医生的医学智慧和医者高度责任感为患者解除痛苦,但近二三十年,随着医学产业进步,各种医疗设备日新月异,临床检测数据也越来越多、更加复杂,医生离不开那些日趋先进、复杂昂贵的仪器。奇怪的是,不论东方或西方国家,看病质量反而下降了。有医学报告说,误诊率仍达到30%,甚至高达50%,每年由于医生误诊而死亡的人数不断增加。面对这种日趋严峻的医疗现实,那些简便、有效、成本低的回归自然的诊疗方法,将会受到越来越多人的欢迎,望眼辨证论治方法将是其中之一。与此相应的是,一些主流医学所不能解决的医学难题,也会从所谓"另类医学"中寻找新的出路。所谓"另类医学",在美国称之为"补充疗法",是那些三不清(即数据不清,道理讲不清，治疗方法讲不清），但医疗效果远胜于主流医学的诊疗技术。如一位老人的脊椎偏移而引至长期腰背痛，就是经年累月诊断不出也治不好，可是用中医的整脊疗法，仅经过3次治疗就完全治愈了。而中医《内经》说的针刺放血疗法，更是治疗许多腰背痛的克星，比西方用的水蛭吸血疗法更简单有效得多。我相信，人们终将会从与衰老、疾病作斗争实践中，找到更适合于自己的大众医学。

二、运用望眼辨证的方法提早诊断治疗

望眼辨证的理论和方法告诉人们，但凡五脏六腑之强弱、血气之盛衰、神失所舍、整体阴阳失调或五邪所伤（风、寒、暑、湿、食），皆在眼睛各个不同部位出现某些特定形态的血管、色素和浸润块反应，只要通过眼像的表现，运用"眼诊"方法可以诊断出其形体内在组织与血气的生理与病理变化。

老年人随着年龄的增长，其健康状况成反方向下降，老年人即使没有患病，也血气已衰。将望眼辨证应用到老年人的健康检查上，其主要作用表现在三个方面：一是通过眼睛形态变化初步检测出其生理年龄与实际年龄的差距是否一致？是大于或小于实际年龄？然后采取相应的保健措施。二是在自我感觉的主观症状不明显的情况下，可以通过眼睛的全面观察，及早发现各种慢性病，隐性疾病。三是在自我感觉的主观症状比较明显的情况下，通过对眼睛的各个部位出现异常形态的血管、色素和斑块的观察，结合四诊加以综合辨证治疗。综合以上所述，望眼辨证对于老年人来说，既可以作提早诊断预防，也可以用作临床治疗的客观依据。

由于望眼辨证的诊断及治疗方法是通过眼像分析进行的。眼像既是初诊之依据，又是复诊时检查疗效的客观标准。只要患者自我感觉的症状有所改善，复诊时的眼像就有明显改变，有时变化甚微细。不过，经过治疗后的各种变化，包括其形态、色素、斑块总会逐步改变。不过在患者症状完全好转后，还会留下相关的症迹，而不是全部消失，观察时，除了要有这方面知识外，也要注意识别其变化特点。

第二节

慎重选择诊断治疗方法

最近，西方医学界就高龄（90岁以上的老年人）是否适宜动手术问题展开争论。当然，类似问题肯定会有人提倡也有人反对。据说，享年99岁的著名心脏外科医生Dr.Michael De Bakey在97岁时，医院曾给他安排了一场由他个人始创的"主动脉剥离修复"心脏外科手术，手术非常成功。更令人感到赞叹的是那些追求医学新境界的专家们，还曾为百岁老年人做过心脏手术，据说效果也不错，至少患者可以多活几年。对这类晚期慢性病的老年人、一个处于自然衰老过程中的晚期病人，究竟是否需要选择这种"极时手术"（临终前的手术）？对崇尚手术的现代西方医学来说，手术是至关的选择，而且似有不断增长的趋势。

可是，这对于一般的老年患者来说，也许在接受手术后真的会多活几年，甚至会活得更好一些，但不一定就是好事。

究竟是选择手术好还是保守治疗好呢？我的患者 Manuel，今年 64 岁，也算是一个进入老年期的病人，乍然看来，他形体高大，红光满面，就诊时，我们特别给他一张高出 20cm 的椅子。可是谁也看不出，他在几年前一直被一大堆医学名词所表达的症状困扰，他感到半边身痛，行动乏力，双脚开始长短不一，气短、乏力、怕冷，走起路来就像中医说的，由于"老人血气衰，肌肉不滑，营卫之道涩"（《难经》），行动艰难。西医说他是一种慢性进行性肌肉萎缩症，我们按中医理论称为"痿症"。这两者在疾病称谓上倒也近似，不过在治法选择上，他有很强烈的个人观点，他不断地告诉我们，他到过美国最好的医院，看过全美最好的医生，多数美国医生建议他唯一可做的是置换双膝关节及两边髋关节，除此之外再没有别的办法了。对于医生的建议，他倒不是害怕手术痛苦，而是感到这种人工关节，即使是成功了，对他的健康也实在没有多大帮助，因为，他觉得他的症状，主要不是来自外部的运动系统，而是整体机能的严重衰退，只是具体原因不明罢了。他感到失望的是，尽管他遍访了医学界专家及医院，但谁也没有告诉他产生这种症状的真正原因是什么？无奈之下，他只好寻找"另类医学"治疗，这次他最终选择了我们这种独具东方特色的诊疗方法。目前，虽然治疗时间尚短，但从纯粹医学角度来看，他已经感到很满意了。

对于老年人保健，医学界不断呼吁要早检查、早治疗，强调抓先兆、重预防。这在理论上是无可厚非的，问题是站在患者或医者的角度来看，怎样的选择才能真正对患者的健康有利？举个例子来说，李妮今年已 76 岁，最近一次头晕与前几次出现的自觉症状差不多，但她还是同意医生建议，为她做一次全身检查，结果一周之内她需要抽 3 次血，由于前 3 次检查均毫无结果，只好再抽 1 次血，7 天之内总共损失了 250mL 血，不但检查不到什么结果，头晕反而加剧了。一个血气严重衰退的老人，怎能经得起短时间内大量抽血？其实，像李妮这种老年性眩晕，绝大多数是由于某些新陈代谢障碍、气血衰弱引起的，只要适当调理并不难康复，用不着以大量抽血代价寻找什么科学数据。

相对李妮来说，梁老太接受的现代医学检查却招来更大的麻烦。她今年 79 岁，有轻度地中海贫血。不久前她到医院做例行健康检查，医生说她红细胞比以前少了，为了寻找减少的原因，需要做一次骨髓穿刺检查，梁老太并不知道其中之利弊，只是医生说了她也就没有加以拒绝，没想到在抽骨髓后的第三天突然发高烧至华氏 104°，院方能用的退烧药及抗生素都用上了，可是一连 5 天高烧还是退不下来，畏冷（夏天穿冬装），气喘、头晕，脉胀大、紧、促，一派神昏欲脱状。在这个紧急关头，她家里的人不管她是否同意（她平生一直崇尚西医），将她带到我们诊所。其实，面对这样一位垂危老年病人，我们开始也很犯难。一是她平素身体就差，又已年届 80 岁高龄，整体血气极为衰微；二是穿刺后元气重创；三是美国医院遗留的问题，我们接手很容易引起误会。不过，被患者及家属的真诚所动，我们还是决定尽力加以抢救。我们检查结果显示，患者尽管有地中海贫血病史，但仍属于一般老年性贫血，术后发热不退，主要由于体质极差，元气大伤，虚极发热，属阴盛格阳证。针对这种情况，我们当机立断采用大补元气、回阳救逆之法，选用四逆汤和回阳升陷汤进行护阳和人参固脱，再以麻黄散热，龙骨、牡蛎、山茱萸潜阳固脱，方选用白附子以取其峻猛回阳救逆。其方组如下：人参、白附子、干姜各15g，炙甘草25g，麻黄、桂枝、细辛（后下）各10g，山茱萸、龙骨、牡蛎各25g，白芍10g，当归、生姜各15g。每天1剂，每剂熬两次，分上午、下午内服，连续3剂后高热消退、四肢回暖、心跳呼吸均正常，血压已由80/50mmHg回升至130/80mmHg，能进食及自由走动（无须别人搀扶），眼睑由淡白转淡红（图5-1）。

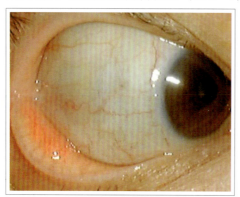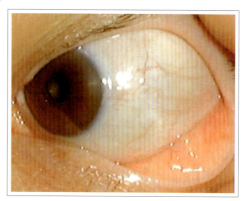

图5-1 眼睑淡白显示贫血

该患者热退之后，虽然已初步恢复阴平阳秘状态，但仍感腹部闷痛、腹泻尚未完全停止，显示里虚、寒凝未散。选用香砂六君子汤加佛手、麦芽作A方，3剂，以养胃健脾；B方仍以人参四逆汤为主，3剂，以抚阳温里。10天左右，梁老太总算度过了这场严重的健康危机。后来她的老伴动情地说，如果不是你们的及时抢救，恐怕也就没了！

在医学资源极为丰富的今天，老年人应该如何运用，的确是一个十分重要的问题。正如人们所知道的，在今天，尽管现代医学进步众所瞩目，但其不足之处也不断暴露出来。相反，中医作为一门传统医学科学，不但在疾病预防、抗老化、养生以及治疗各种慢性病方面都尤为见长，而且安全有效，更为适合老年人的体质和保健需要。对老年人的医学原则，必须以不损伤老年人的气血、固本养生为原则。否则再先进的医学检查或治疗技术，也无助于改善老年病患的健康，相反还可能招来严重损害。

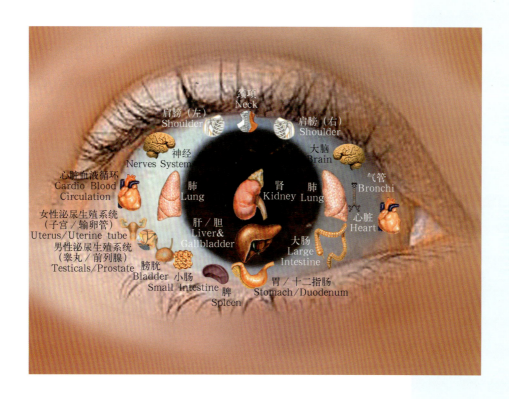

颈项
Neck

肩膀（左）
Shoulder

肩膀（右）
Shoulder

神经
Nerves System

大脑
Brain

心脏血液循环
Cardio Blood
Circulation

肺
Lung

肾
Kidney

肺
Lung

气管
Bronchi

女性泌尿生殖系统
（子宫／输卵管）
Uterus/Uterine tube

肝／胆
Liver&
Gallbladder

心脏
Heart

男性泌尿生殖系统
（睾丸／前列腺）
Testicals/Prostate

膀胱
Bladder

小肠
Small Intestine

大肠
Large
Intestine

脾
Spleen

胃／十二指肠
Stomach/Duodenum

老年疾病望眼辨证论治

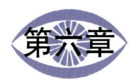

第六章

心脑血管系统疾病

　　人们常说，现今医学昌明，还有什么病不能诊治的？如果真有这种想法的话，就容易出问题了。心脑血管系统是整体动态平衡中的一个具有主导地位的组成部分。老年人常见的心脑血管系统疾病，包括冠心病、高血压、心律失常、心肌病、中风、脑血管肿瘤以及中医讲的各种情志疾病，诸如抑郁症、焦虑、紧张、失眠、血虚性眩晕、贫血等。仅从所列举的疾病名称来看，不仅治疗上已经颇为棘手，而且在诊断上的失误率也相当高。在今日的欧洲，有关心脏病的误诊和漏诊仍然高达 43% 左右。香港中文大学一个数据库的报告显示：未能发现的隐性心脏病高达 70%。报告说，2007 年全港有 64 600 人次因心脏病而住院，有高达 6 372 人死于心脏病，成为全港的第二大隐形杀手。专家统计，绝大部分心脏病人都在 50 岁以上，50 岁以下者仅占少数，原因是年老体衰，内虚外邪，所以特别容易染病。因此，对于老年人来说，以心脏病为重心的预防和治疗是防老抗衰的第一道重要关卡。

第一节

中西医对心脑血管疾病防治的差异

　　现代医学对于心脑血管病的诊断和治疗，是建立在解剖学基础上，主要重点在于监测心脏、冠状动脉及血象检查，以及相关的器质性炎症及某些先天性、遗传疾病。中医则不同，中医关于心脑血管系统疾病的防治理论，是建立在系统的功能平衡基础上的，中医重视机体自身的修复和调节功能，而且往往是将系统内的各个有机组成部分看作为整体中一个部分，而不是孤立地监测单个部分的病因、病理变化。如果认识到这种差异，就容易明白，许多心脏病人，在发病前并没有出现一般胸前区绞痛、胸闷、憋气、胸背骨痛、呼吸困难以及肠道系统症状，但却往往会在某一突发因素刺激下，或过度劳作时便会突然休克或猝死。原因是这些隐匿性症状在大多数情况下，都悄悄避过各种先进检测仪器的数据测试。如果不在发作的危重时期，一般都认为是绿灯通过，实际是一种假象。因此，当人们不清楚这种情况，只要在做了不止一次的心血管系统检查后，在报告中都认为一切正常时，思想上就容易造成麻痹大意，以致一些人，哪怕是富商巨贾、政要也难逃厄运。

中医在这方面的作用，是运用其独特的辨证方法，及时发现这些隐匿性症状，揭示西医检测数据正常的假象，及时从局部和整体关系上调整及恢复其脆弱的平衡，在逐步消除各种隐患的同时，达到抗老防衰。

第二节
心脑血管系统症状的眼像图谱

老年心脑血管病可大致分为心（血）阴虚、气阴两虚、气滞血瘀和痰湿阻络四个基本形态（图6-1）。

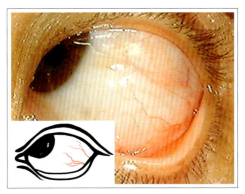

A.外眦有微血管，提示心气虚

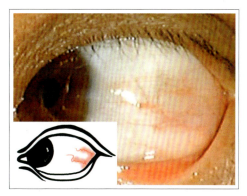

B.外眦有轻微血瘀，提示痰湿阻络

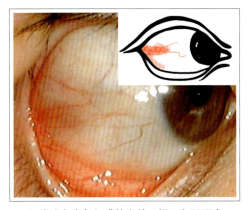

C.外眦有走向虹膜的血管，提示气阴两虚

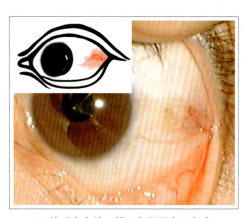

D.外眦有血片，提示气阴两虚，血瘀

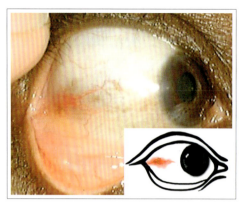

E.外眦有大片充血，提示心血瘀

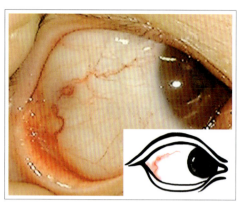

F.外眦有血管直捣虹膜，提示心血瘀

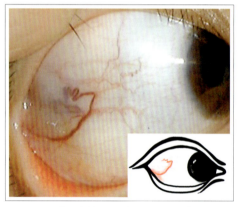

G.外眼有钩状血管，提示心血虚

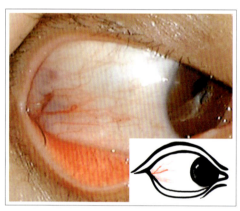

H.外眦有粗血管，提示心血虚

图6-1

以上列举的图谱是按第一章"郑氏望眼诊病图"所设定的分区所属，凡该区所出现的血管增生、曲张、浸润和色素的各种状态，均属心脑血管各种病变反应。从临床实践上来看，一旦在眼像中出现类似的图谱，结合自我症状，医者或患者本人可以在医生指导下，分别选用生脉散、天王补心丹或归脾汤、真武汤等方剂进行加减，都非常有效。如果能早期通过望眼辨证，并及时用药，各种老年病必定会大为减少，是抗老防衰中至关重要的措施之一。

第三节

心脑血管及相关疾病临床案例

一、心／肺呼吸功能衰竭

案例：Thad.G.，男，66岁，大学教授，白人，乔治亚州。

2007年8月4日初诊。主诉及病史：7年前做过膀胱癌手术，5年前开始心前区有重压感，呼吸困难，夜间加剧，不能平卧，经多次住院治疗仍然效果不理想，需长期携带呼吸器方能入睡。

一般检查：严重心律不齐，咳嗽，气喘，地图舌，精神疲惫，血压135／85mmHg。

眼像检查：外眦呈反射性及块状血管充血，已做白内障手术，瞳孔无眼像可查，但已显示肾气肾精过早衰退（图6-2A、B）。

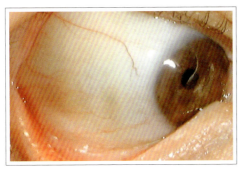
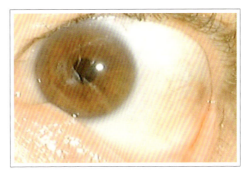

A．外眦反射性充血 　　　　　　　B．外眦块状血管充血

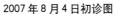
2007年8月4日初诊图

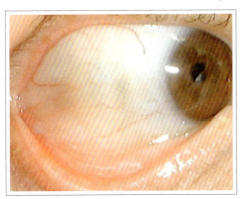
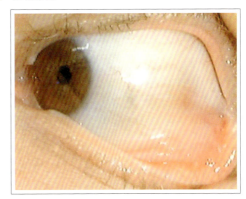

C．充血有好转 　　　　　　　　　D．充血有好转

2008年12月24日复诊图
图6-2

辨证立法：心气、心阴两虚，胸痹痛。

治宜：益气养阴，滋肾壮阳。

A方以六味地黄丸加减滋补肝肾：黄芪10g，党参15g，枸杞子15g，怀山药20g，女贞子15g，山茱萸10g，茯苓10g，熟地10g，补骨脂6g。

B方以生脉散加味益气养阴，通阳活血：吉林人参10g，五味子10g，麦冬12g，薤白6g，丹参6g，茯苓15g，龙眼肉10g。

以上各7剂，水煎内服。日间用A方，睡前1小时用B方，每晚半剂。

2007年12月21日复诊，停药时间长，症状未见显著改善。遂将A方改为回阳升陷汤，B方改为七宝美髯丹，各7剂，隔日交叉水煎服，每剂分上午、下午内服。

2008年3月3日三诊，脉仍沉微、重压无力，每周有3晚凌晨3时醒后不能再睡，神疲乏力，心前区仍有重压感。A 方改为归脾汤，15 剂，每晚分两次睡前服。

2008 年 5 月 3 日四诊，舌质裂纹减少，胃纳佳。但仍每月有 3 次整天感到疲劳。仍以前方为基础加减，症状继续好转，初夏因念珠菌感染，小便出现异常入院，直至 7 月份恢复中药治疗。A 方仍用回阳升陷汤，12 剂。B 方及 C 方则重点固肾益精。

B 方：补骨脂 15g，黄芪 10g，枸杞子 15g，益智仁 15g，桑螵蛸 10g，覆盆子 15g，桂枝 10g。12 剂。

C 方：山茱萸 12g，熟地 18g，山药 12g，枸杞子 12g，杜仲 15g，菟丝子 12g，桂枝 6g，制附子 6g，补骨脂 10g。22 剂。

2008 年 9 月 26 日复诊，心率平稳，约 30 秒停 1 次，舌质稍干，裂纹基本消失，但夜间多梦且有内热感，白天感觉冷，每 8～10 天会出现一次全身性的疲劳，夜间小便仍有 3 次。A 方仍以回阳升陷汤为主加减，10 剂，补心气。B 方以五苓散加味，7 剂，以加强气化功能。C 方改为天王补心丹加减，7 剂。

日间以 A 方及 B 方交替内服，每天 1 剂，C 方每剂分两个晚上睡前服用。

2008 年 12 月 24 日圣诞前夜从乔治亚州抵达纽约，再检查眼像及其他临床症状，3 个月来未出现胸痛，呼吸如常，每分钟双部脉仅停搏 1 次，舌质已基本恢复正常。全身性疲劳状况每月仅出现 1 次。眼像：外眦充血范围大为收缩（图 6-2 C、D）。应患者要求，仍继续保持原方，配剂 32 服，直至完全无需呼吸器助睡眠为止。

案例讨论：患者为美国一知名经济管理学教授，同时又是一位艺术家，长年笔耕不休，仅专业著作就有 10 多部。他在病中尽管仍保持体育锻炼和旅游休息，但由于青壮年时期过于劳累，随着年龄增长和脑力劳动强度增大，脏腑功能加速衰老，导致肾气虚，心气也虚。因此，在整个治疗过程中，一方面以参芪提升其一身之阳气，同时加强其肾气和肾阴，使其心肾相交，补益心气。像本例患者，属积劳成疾，只能慢病慢治，分阶段进行，才能逐步恢复健康。

二、心律失常

案例：杨某，女，61 岁，家庭女佣，华裔。

2005 年 9 月 24 日初诊。主诉：来美之前家庭负担重，主要靠体力活维持生计，每天工作 12 小时以上，从未言休息。5 年前来美做家佣，虽然劳作不像过去繁重，但工作时间长，事无巨细均由一人操持，压力大，晚上常常失眠、腰痛、胸闷、气喘、头晕。西医检查心率失常，需要休息。她考虑如果这

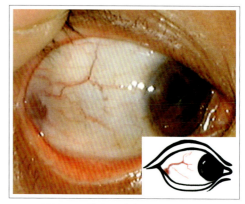

图 6-3　外眦巩膜充血及血管增生

次医不好，就及早返国终老。

一般检查：血压 140/90～95mmHg。明显结代脉，光面舌，色紫，面色晦暗，双下肢水肿。

眼像检查：外眦巩膜区有紫色浸润性充血及血管增生（图 6-3）。

辨证立法：气虚血瘀，心肾两虚。

治宜：益气养阴，健肾利水。

A 方以六味地黄丸加味健肾利水：山茱萸 12g，熟地 15g，丹皮 6g，山药 15g，茯苓 15g，泽泻 12g，巴戟天 10g，杜仲 15g，牛膝 6g，车前子 12g。

B 方以生脉散合酸枣仁汤加减补气养阴：太子参 25g，五味子 10g，麦冬 10g，茯苓 15g，炒枣仁 10g，丹参 10g，石斛 10g，山药 15g，三七 2 片，龙眼肉 10g，木香 3g。

以上各 3 剂，水煎内服，日间用 A 方，睡前用 B 方。

10 月 1 日复诊，反映良好，再以 A 方加川断 15g，B 方的三七片改用三七粉 1.5g 冲服，各 3 剂。

10 月 9 日三诊，眼部皮下水肿消退，行走正常，睡眠改善，胸闷减轻。唯夜尿仍较频，时见腰酸痛。将 A 方改为右归丸加减以壮腰固肾，3 剂。B 方不变，仍为 3 剂。服法同上。

10 月 18 日四诊，血压 125/82mmHg，偶见气喘，头晕，但工作已可以维持 8 小时，夜间小便减少为 1 次，睡眠时间大约为 6 小时。方拟天王补心丹以益气养心，宣通气血。每天 1 服，上午服用 1/3，睡前服用 2/3，不能间断。

2008 年 6 月五诊，气喘、胸闷完全消失，脉搏正常，可以坚持 12 小时工作，睡眠可达 7～8 小时，胃纳佳。血压 125/80mmHg，患者表示，坚持在美国工作完全没有任何健康方面的困难，取消回国安排。

案例讨论：本例与上例虽都属心血管病范畴，但却有所不同。前者为男性，以脑力劳动为主，以心肺功能障碍为主，严重气虚；后者为女性，以体力劳动为主，气滞血瘀，气血两虚，症状不同，治法也不同。但凡心血管病，均应心肾并治，其效果为佳。

三、痰阻脉络

案例：李某，男，73 岁，旅美侨领，来自纽约。

2005 年 2 月 2 日初诊。主诉：过去几年痰多咳嗽，西医检查发现心肌肥大，近月工作紧张，社交应酬多，症状加重，胸闷，左手出现麻痹，睡眠困难。

一般检查：血压 160/100mmHg，脉洪实，舌苔黄厚、中裂，体壮腹胖，大小便大致正常。

眼像检查：外眦角血管增生呈波纹状曲张，色绛红（图 6-4A），巩结膜呈灰黄色，瞳孔浅灰色（图 6-4B）。

辨证立法：气阴两虚，痰阻脉络。

治宜：除痰祛湿，益气养阴，活血通络。

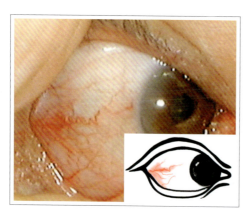
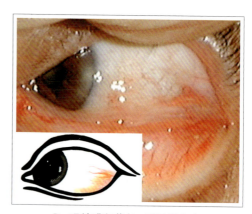

A．外眦角血管波纹状曲张色，绛红　　　　B．巩结膜灰黄色，瞳孔浅灰色

图6-4

A方：麦冬12g，天冬10g，玄参10g，全瓜蒌12g，浙贝母10g，黄柏10g，黄芩6g，桑白皮12g，茵陈15g，苍术10g。

B方：党参15g，太子参24g，五味子10g，丹参10g，麦冬10g，茯神15g，炒枣仁10g，田七3g，龙眼肉10g。

以上各3剂，水煎内服，日间用A方，睡前用B方。

2005年8月2日来诊。A方壮腰健肾：狗脊24g，牛膝10g，杜仲15g，川断15g，桑寄生24g，玄胡10g，田七3g，丹参10g，牛蒡子24g，巴戟天10g，甘草3g。

B方益气养阴：丹参10g，花旗参10g，田七3g，浙贝母10g，瓜蒌15g，石斛10g，怀山药15g，灵芝10g，玄参12g，五味子10g，麦冬10g。连续服用两个月，重点养阴除痰。两个月以后检查心脏功能显著好转，血压降至115/80mmHg。至此停药近3年多，一直未再服用中西药。

2008年9月19日来诊。主诉：近日应酬多，饮食肥腻甘厚过多，多在凌晨2时才能安息，白天出现头晕、咳嗽、胸闷、双腿行走乏力。

眼像检查：外眦出现浸润性充血，虹膜双侧絮状物质增多（图6-5）。

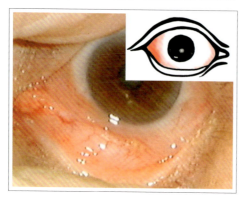
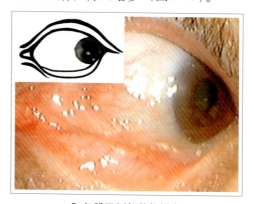

A．外眦出现浸润性充血　　　　B．虹膜双侧絮状物增多

图6-5

一般检查：血压 135/95mmHg，脉洪，重压无力，结代脉，舌黄厚腻。

辨证立法：疲劳过度，痰阻脉络，气阴两虚。

治宜：清热利湿，养阴益气。

A 方以麦门冬汤加减：吉林人参 10g，半夏 10g，麦冬 15g，炙甘草 3g，大枣 4 枚，茯苓 10g，全瓜蒌 15g，枳壳 6g。

B 方以天王补心丹去玄参。

以上各 7 剂，水煎内服，日间用 A 方，睡前用 B 方。

2008 年 10 月 1 日再诊，胸闷消失，痰少，舌苔转红润，改方为人参五苓散加减清除下焦湿浊：吉林人参 10g，茵陈 15g，白术 15g，苍术 6g，桂枝 10g，茯苓 15g，泽泻 12g，半夏 10g，陈皮 6g。

案例讨论：患者早年在亚洲受过良好的高等教育，中期在美经商多年，后期逐步淡出商界专事民间侨务工作，社交应酬多，多食肥甘厚味，日久湿浊成痰。3 年前初诊时用清热化痰之剂，以益气护阴；3 年后随着年事日高，饮食起居失常，痰浊壅盛，重伤气阴，故此，一方面清热利湿，同时再以天王补心丹加强养阴益气，可谓标本兼治。

四、中风

案例：关某，女，70 岁，退休工人，华裔。

2008 年 11 月 15 日初诊。主诉：自 3 年前开始服食一种灵芝保健品 1 个月后，即感到不适，常头眩，走路要亲属搀扶，2008 年 6 月跌仆致髋骨断裂，入院治疗后四肢更加无力，下肢奇冷，声音变得低沉，腰背僵直，夜不能入睡，双手间歇抽动。

一般检查：有高血压史，面潮红，下肢浮肿，舌苔黄腻、中裂，双手无力，时有抽动，眼裂收小，超强力才能打开。在每天服用降压药后，血压为 130/70mmHg。脉滑、涩、弦。

眼像检查：眼睑在超强力下才能张开。外眦角隐见血管瘀塞性增生，外眦角上方脑神经区充血性增生，内眦角血管增生，一边瞳孔呈灰白色（图 6-6）。

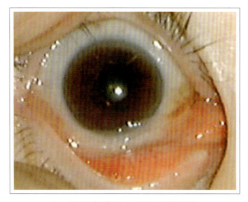 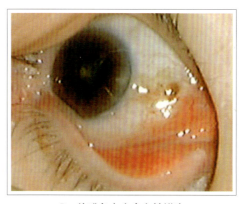

A. 外眦角隐见血管瘀塞性增生　　　　B. 外眦角上方充血性增生

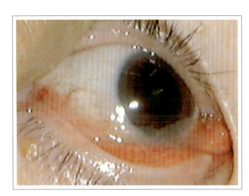

C. 内眦角血管增生

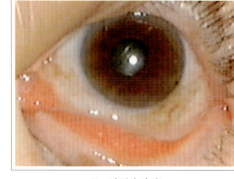

D. 瞳孔灰白色

图6-6

辨证立法：湿从热化，虚风上乘，眩晕。

治宜：清热化湿，镇肝息风。

A方以茵陈五苓散加减利水化痰：茵陈15g，半夏10g，陈皮3g，猪苓10g，泽泻10g，茯苓10g，苍术6g，竹茹10g，枳实6g，乌梅10g，甘草5g。

B方：丹参10g，麦冬10g，太子参15g，生地15g，白芍10g，天麻6g，白蒺藜10g，旱莲草10g，山茱萸15g，白僵蚕6g，龙骨、牡蛎各15g。

以上各3剂，水煎内服，上午用A方，下午用B方。

2008年11月22日复诊，开始能入睡，舌质由黄腻转白腻，脸色改为部分潮红，双眼睑可以打开，眩晕减少。但双脚无力，走路仍像儿童学走路状摇晃，血压（维持原降压药量）为125/80mmHg。将A方加肉苁蓉10g；B方加龟板10g，鹿角霜10g，白芍加至15g。

2008年11月28日三诊，下肢回暖，行动渐渐有力，面色正常，睡眠可达6小时。但血压却回升至140/85mmHg，有少许头晕。右眼内、外眦增生的血管均由绛红转褐红，舌苔略见黄腻，少许锯齿印，瞳孔转大，黄绿混色，显示肾衰，水不济火（图6-7）。将初诊A方去茵陈、苍术、竹茹、枳实、乌梅、甘草，加牛膝6g，杜仲15g，山茱萸10g，肉苁蓉10g。B方中的太子参改为党参，加龟板10g。各3剂内服，情况稳定。

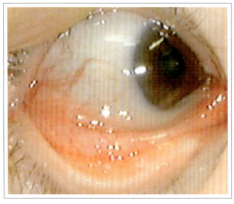

A. 内眦增生血管变为褐色

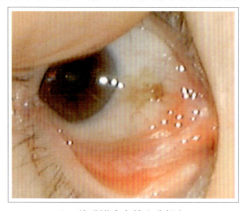

B. 外眦增生血管变为褐色

图6-7

2008 年 12 月 13 日又诊。

A 方以滋水、降压：菊花 10g，牛膝 6g，杜仲 15g，泽泻 12g，桑寄生 10g，山茱萸 6g，黄芩 10g，决明子 15g，玉米须 10g。

B 方仍用初诊 B 方，加葛根 15g，女贞子 12g，牛膝 6g，肉苁蓉 10g，龟板 10g，以镇肝息风。A 方、B 方各 7 剂。另加黑芝麻 10g，生薏苡仁 15g，决明子 15g，每天空腹食用，助其通便。

2008 年 12 月 27 日复诊，血压回至 120/70mmHg，面色完全恢复正常，舌红中带白。声音由低沉转正常，下肢继续回暖而双腿移动有力。

案例讨论：由于本例患者本人及家属均对过往病史诉说含混不清，仅知道其从 3 年多以前开始经常头眩，去年 6 月跌仆入院治伤。这是否因中风入院还是仅外伤入院？其次，如果是中风，但患者症状并不典型，四肢虽然软弱无力，个人不能独立行动，但未出现偏瘫，声音虽低沉但尚还可以表达，口眼未见㖞斜，虽头项强直，但还可以向下弯曲。从直接观察来看，其主要症状是湿重，痰多，面潮红，夜不能眠，大便难通，手脚冰冷，语言謇涩，一派神衰力竭病态，证似属阴虚阳亢、眩晕范畴，如果是这样的话，患者已跨进了中风的大门。由于虚火上乘，患者眼睑难睁开，最初仅从外眦上方发现其脑血管意外，经第二次复诊时，虚火下降，眼睑容易打开后，才发现其外眦同样出现血瘀性血管异常增生，进一步确定其不仅存在脑血管意外，心血管也有同样症状。

五、神志失常

案例：李某，男，82 岁，祖籍广东，退休前为海员。

2008 年 7 月 29 日初诊。病史：胆固醇及血糖均过高，有 12 年原发性高血压病史，十多年来每日分别服用降压、降胆固醇、降血糖等 7 种西药。经常昏迷，跌仆，神志不清，头及耳轰鸣，大汗，口腔糜烂，痰多，睡眠困难。

一般检查：血压 110/40mmHg（服药控制），脉弦、实，舌绛裂，苔黄厚腻，神疲力倦，面潮红，双手震颤，行动艰难，声音含混不清，耳失聪，大小便尚属正常。

眼像检查：右眼外眦及外眦上方均见有异常血管充血，虹膜周边有全月环，瞳孔呈混浊色，证属虚阳上升，神无所舍（图 6-8）。

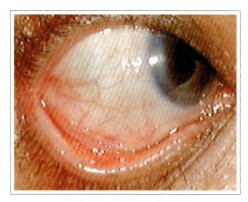

A.外眦及上方有异常血管充血

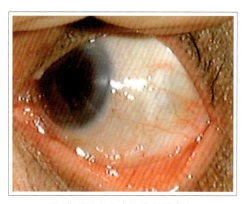

B.外眦及上方有异常血管充血

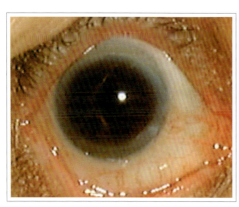
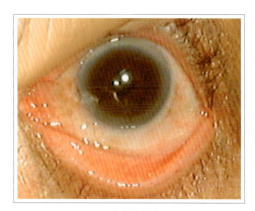

C.虹膜周边有全月环　　　　　　　　D.瞳孔混浊色

图6-8

治宜：滋阴潜阳，养心安神。

A方用镇肝熄风汤：代赭石10g，龙骨15g，牡蛎15g，龟板5g，玄参10g，天冬10g，白芍10g，山茱萸12g，川楝子5g，陈皮15g，麦芽15g，牛膝6g。前4味先煎20分钟后再与余药同煎45分钟。

B方以天王补心丹加减：益智仁10g，太子参24g，五味子10g，麦冬12g，柏子仁10g，伏神15g，丹参15g，钩藤10g，远志5g，石菖蒲3g。

以上各3剂，水煎内服，日间用A方，睡前用B方。

2008年8月6日复诊，血压110/55mmHg，未见显著改变，A方再3剂日间饮用。B方去益智仁加酸枣仁12g，夜交藤10g，睡前1小时内服。

2008年8月13日三诊，血压平稳，口腔糜烂消失，舌苔干净，但头轰鸣未见显著改善。A方仍用原方，但牛膝改为10g。B方去益智仁，远志改为6g，钩藤改为15g，加党参15g。

2008年8月23日四诊，血压125/60mmHg，睡眠和头轰鸣都有改善，语言较清晰，脉弦大。为了降低原有西药的副作用，特别是降压药对肾功能的损害，对前几次组方作一些调整，改以滋肾降压、活血养心为主。

A方：牛膝6g，杜仲18g，桑寄生、旱莲草各10g，柴胡、白芍各10g，槐花12g，黄芩、玉米须、菊花、泽泻各10g。3剂。

B方：麦冬、天冬、丹参各10g，太子参15g，五味子10g，玄参12g，当归6g，生地15g，柏子仁10g，黑灵芝10g，石斛12g，花旗参10g，钩藤15g，三七3g。3剂，以滋阴降火。服后无不良反应，睡眠较以前安静，夜尿减少，手觉有力，下肢能自由行动。半年后追踪检查情况稳定，再未发生过神昏跌仆现象。

案例讨论：本例在现代医学中属心血管病中的眩晕／高血压范畴，患者胆固醇高，血脂高，中医属脾湿火化于上焦，向下土克水于下焦，肾阴虚失俸君火。故常神昏欲厥，即现代医学讲的昏迷。由于患者年事已高，肝肾及心脏功能均已严重虚亏，只能中病即止。建议有类似症状的老年患者，应该及早做一些预防性治疗，不至于出现神昏跌扑的危象，也有利于推迟衰老过程。

六、焦虑与紧张

案例：伍某，女，61岁，退休工人，华裔。

2008年11月26日初诊。主诉与病史：有10多年原发性高血压病史、血脂高、胆固醇高、心跳、经常性头晕。最近1个月来外出又反复出现头晕、全身摇晃。怀疑自己有脑病变，经脑神经内科检查（脑电图）无异常，但医生说她有8条神经障碍。自此以后每天除了服食降压药、降胆固醇药、利尿药之外，还要加服脑神经科医生开的镇静药。这两个月来一直头部不适，无法入睡，心惊慌，手颤。心电图再检查，仍未发现特别病变，医生认为她是"假晕"，精神紧张，令她深感愤懑和无奈。家人建议试改用中药治疗，但本人始终对中医药怀有戒心。这次是经几个月的反复考虑，而且由其丈夫陪同先后3次到诊所门外进行窥探后才决定来访。

一般检查：血压150/90mmHg，脉弦、紧，舌绛少苔，神情紧张，话语连篇。在耐心听她倾述1个多小时后自觉心胸当即舒畅，头痛缓减，手不震颤，精神振奋。

眼像检查：下眼睑苍白，但睑结膜隆起，右眼外眦出现线状血管增生，左眼外眦皮下隐现条絮状紫色充血，内眦瘀块浸润（图6-9）。

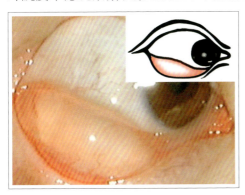
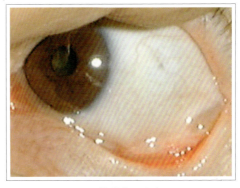

A. 眼睑苍白，睑结膜隆起
B. 外眦皮下充血

辨证立法：心阴不足，脾虚血瘀。

治宜：滋阴降火，补心安神，并配合以情治情。

A方选天王补心丹加减：麦冬、酸枣仁、丹参、当归、生地、五味子、天冬、柏子仁、茯苓、玄参各10g，远志6g，木香3g，太子参15g，天麻3g，牡蛎、龙骨各15g。

B方以生脉散加味：太子参15g，五味子10g，天麻3g，钩藤、合欢皮、夜交藤各10g，龙眼肉15g，炙甘草3g。

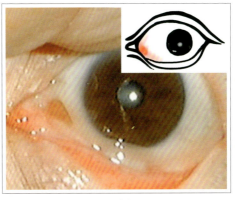

C. 内眦瘀块浸润
图6-9

以上各2剂，水煎内服，日间用A方，睡前用B方。

患者回家后仅服 1 剂 A 方后即赴外地旅游，1 个月后返回纽约再继续服余下 3 剂，并要求增加 A 方、B 方各 1 剂。

2009 年 1 月 8 日为了充分利用中医以情治（七）情的方法，特别致电询问其近况。在电话中，患者与常人说话的语调、声音无异，并表示感谢我们来电。

案例讨论：这是我在纽约从医以来，治疗这类病人中最为成功的一例。仅仅不到 6 剂中药，竟然能使一位长期患有焦虑症的老年妇女的症状得到明显缓解，的确连我们自己也不敢相信。从临床医学上来看，这位患者是一个典型的思虑伤脾的阴虚型病人。我们从眼像中发现其睑结膜高度隆起，质感松软，无痛无痒。她反复问医生，都说不清楚这究竟是什么病。其实这不是眼病症候，而是中医讲的脾虚内伤。因为在望眼辨证中，睑属脾，眼睑苍白隆肿，显示脾阴虚，久虚必损及阳气，变成气阴两虚。由于脾气虚，则血失统摄而离经外溢。我们从其巩结膜下隐现的絮状紫色充血块可见患者心血管系统出现障碍，才不断产生缺血性眩晕，如果不从营养心血、补气健脾入手，而仅作一般的高血压或三脂高病人处理，不但不能制止眩晕，反而越来越严重，心脑失所养，神无所舍，所以导致夜不能眠，白天则更为焦躁不安，此是患者的病理、病因之所在也，这次即使药不多，时间也不长，只要抓住症状的本质，即出现预想不到的效果。

七、更年期综合征

案例：吴某，女，1955 年 9 月出生，海外华人，多米尼加共和国商人，每年有一段时间旅居纽约，现因病已退休。

2006 年 2 月 1 日初诊。主诉：7 年前已切除甲状腺，有高血压史，每年都到全球各地医院作健康检查，但仅发现肝功能指数过高。自觉症状有胸闷、胸口发热、口干、夜间汗出、长期睡眠困难、头痛、头眩、口苦、眼肿、反胃（类似妊娠反应）、心慌、耳鸣。

一般检查：血压 140/80mmHg，脉弦细、结代，舌红少苔，面色潮红，神志紧张，话语连篇，不断表示对自身健康状况忧虑和惊恐，情绪焦躁不安。这是笔者在纽约从医以来面对的一位五脏六腑症状如此复杂、情绪如此焦躁不安的女性患者之一。

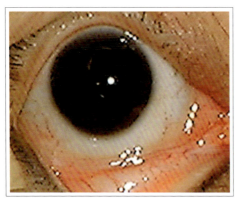

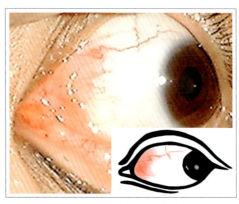

A.虹膜环状阴影　　　　　　B.内眦上方血管扭曲性扩张

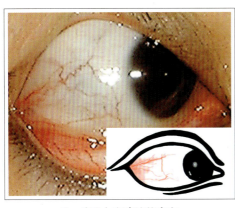

C. 外眦上方波纹状充血

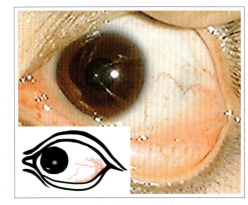

D. 外眦上方波纹状充血

眼像特征：双侧外眦上方波纹状充血，虹膜环状阴影，内眦上方（左）血管扭曲性扩张，瞳孔灰褐。睑及睑内结膜区淡白，出现爬行状血管（图6-10）。

辨证立法：阴（血）虚，心肾不交。

治宜：育阴清热，养血安神。

A方用茵陈五苓散和四君子汤加减以改善其水液代谢，振奋其脾胃：党参、白术各10g，茯苓15g，怀山药18g，泽泻12g，猪苓10g，何首乌、决明子、茵陈各15g。

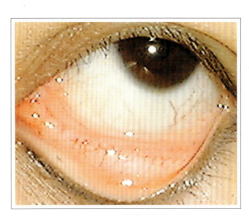

E. 睑结膜淡白
图6-10

B方以生脉散加味，育阴敛汗：太子参15g，五味子、麦冬各10g，天冬12g，玄参、丹参各10g，茯苓15g，柏子仁6g，浮小麦、麻黄根各15g，甘草3g。

以上各3剂，水煎内服，日间用A方，睡前用B方。

2006年2月15日复诊，具体症状未有根本改善，仅血压降至130/80mmHg，阴虚内热现象仍十分明显。组新方：石斛12g，麦冬、丹参各10g，茯苓15g，花旗参6g，五味子、炒枣仁各10g，浮小麦15g，大枣2枚（去核），龙眼肉6g，炙甘草3g。7剂，每剂分早晚内服。

2006年3月27日三诊，眼像及自我感觉均有较明显改善。组新方，A方是在复诊方中加入玉竹、百合、天花粉、瓜蒌，加强养阴清热。B方是以天王补心丹为主，使用野生花旗参，每次6g，另加入夜交藤10g，龙骨15g，灵芝6g。

上述A方、B方分别交叉睡前服用，整体症状显著改善，每夜睡眠有6个小时，汗止，头晕头痛止，口干口苦、心悸、耳鸣现象消失，但胃中时有反胃、热、胀。后来发现患者长期服食钙片的情况，经过几次反复，终于找到了根治这种怪象的方法，建议其将钙片打碎成半粉状，分两次温水冲服以便容易吸收，同时服用新方：鸡内金10g，麦芽、茯苓各15g，怀山药21g，丁香3g，丹参10g，麦冬12g，猪苓15g，野生花旗参6g，经连续1个月内服，困扰多年的反胃发热现象消失。8月1日，患者离开纽约返回多米尼加（携带1个月的药作保健，以天王补心丹为主）。

案例讨论：本例以更年期综合征定性，未必确切，从症状来看，既有更年期的一些主要特征，又有气阴两虚，肾阴亏损，西医讲的心脑血管症状也十分明显，既有脏腑功能失调，又有自主神经功能失调。如果分割开来，就无从入手，只能运用中医的整体综合辨证的方法。患者失眠、五心烦热、盗汗、咽干、舌燥都属于阴虚的典型症状，阴虚则阳升，自然产生焦虑、紧张、烦躁不安，血压上升，又属于西医神经功能失调现象。针对这种特殊情况，本例不能按一般更年期综合征的中医方法处理（从肝肾入手，调理其阴阳为主），而是以益气养阴、养心安神为主，忌用大补、大温之品。

八、脑血管神经官能症

案例：梅某，1947年生，女，衣厂工人（初诊时因病已离职7年），华裔，居住纽约。

2004年2月16日初诊。主诉：从十多年前开始发现耳鸣、头鸣如蝉声，颈右侧痛、头痛，近年越来越严重，经常感到脑部的血管和神经痉挛拉动全身、呕吐、反胃、手脚麻痹、腰膝无力、行动困难、心跳、早搏，眼睛出现"飞蚊症"，晚上很难入睡，白天昏昏沉沉，苦不堪言。

一般检查：血压140/80mmHg，舌淡少苔，脉细弦、数，面色萎黄。

眼像检查：右眼外眦角蛇行状血管增生，左眼外眦角上方有螺旋状血管增生，紫色，管状粗大，下部巩结膜波纹状血管增生，瞳孔呈混浊色，大小正常，巩膜发黄（图6-11）。

辨证立法：心阴不足，脑失所养。

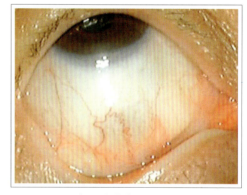

A.下部巩结膜波纹状血管增生

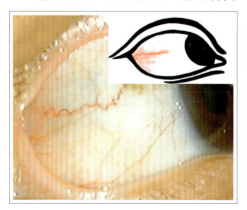

B.外眦角蛇行状血管增生

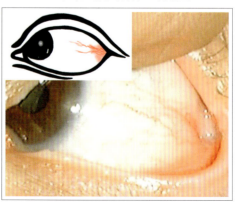

C.外眦角螺旋状血管增生

图6-11

治宜：养血安神，滋肾补脑。

方用香砂六君子汤加味改善其消化系统：党参15g，白术10g，茯苓15g，炙甘草3g，香附10g，砂仁3g，制佛手10g，炒谷芽10g。并和天王补心丹加减：党参、麦冬、五味子、柏子仁、炒枣仁、炒决明子、丹参、钩藤、夜交藤、大枣。两方交替使用，每次1~2剂。两个月后，她送来一张字条："吃了两个月药，各方面感觉有好转，唯有头鸣声音未见好转，一睁开双眼，就看见很多黑影飞来飞去，身体非常虚弱。"前两个月是运用中医"脾生血"的原理加强其运化功能，改善血虚状态。为改善头鸣，应在补心剂中加入天麻定眩晕，夜交藤、龙眼肉安神，人参补气。补肾药以肾气丸、右归丸为主，重用熟地、附子、巴戟天、黄精、杜仲、菟丝子、肉苁蓉、山茱萸等填精益肾之品。经过大约50剂药的调理，睡眠、耳鸣、心悸、腰膝、血压等心脑血管情况都大大改善。她不断地说，已感觉到脑子里的血管有流动（可能是脑动脉硬化情况改善，神经系统功能开始活跃），头鸣逐步消失。到2006年3月1日，她送来一张字条："经过两个月小心观察，发觉最大问题是身体虚寒，一吃寒凉食物就能感觉到，蔬菜除了吃油菜之外，什么菜也不能吃，什么水果也不能吃。天天吃怀山药、党参、枸杞子、龙眼肉、茯神、黄精，吃了也不觉得燥，早几天吃了一点儿生菜，头立即鸣响起来，头部抵抗力很差，出门戴两顶帽子也挡不住风，所以大风不敢出门。"针对这种情况，除了香砂六君子汤外，还以附子理中汤加减，加强健脾理气，温中，效果不错。不久来访说，脚不麻痹，头痛大减，同时痰也大大减少，颈椎痛消失。

上述病例复诊眼像见图6-12，摄于2009年3月15日。

案例讨论：这个病例除心脏外，还涉及到西医讲的中枢神经系统、消化系统和内分泌系统的协调与功能障碍问题。在中医看来，这是一个脏腑的整体平衡问题，但心、脑、肾仍然是本病的关键。医者运用中医理论调整心脾、心肾、血气的关系，补其不足，使其自身功能在平衡中恢复。我们从这个病例中感到，充分理解和尊重患者的主观感觉和意向，互相配合，对此类病患的治疗相当有效。

九、小脑萎缩

案例：曹某，女，52岁，华裔（香港），病退，居纽约。

2009年3月4日初诊。主诉及病史：2007年开始断续停经至2008年3~4月完全停止。停经前后发现膝盖水肿，经中医治疗后好转，但仍连续大约两年时间不断吃中药及针灸。上个月开始突然出现天旋地转，脚软无法独立行走，讲话涩而不清，声音低沉，起身时会全身颤动，手无力，拿碗筷震颤，无方向感，每晚梦多，小便频，病后已增重10kg。近日还出现颈痛，有头发热感，结膜炎（右眼），流泪，心跳过速，气喘。曾往深圳某医院诊治为"小中风"，美国医生则认为是更年期综合征引至小脑萎缩，不过近期已不再使用西药，仅坚持每周3次针灸，自认效果不明显。美国西医已明确表示没有任何药物可治疗，因为所有生化检查均正常。

一般检查：右脉浮、快，重按无力，左微、沉细，舌淡，伸缩无力，血压123/

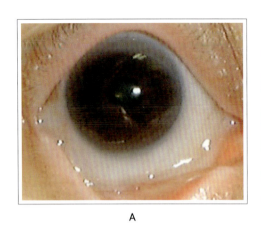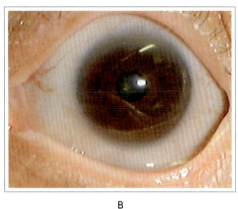

A   B

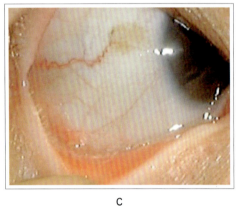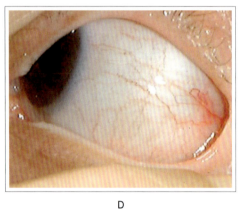

C   D

图6-12

80mmHg，双脚软弱无力，但未见肿胀，心跳100～105下/min。

眼像检查：颈背区异常充血，显示肩以上有游走性疼痛、发热，虹膜呈椭圆形，瞳孔一侧偏离，显示严重肝肾虚损，外眦（巩结膜）网状充血（图6-13）。

辨证立法：虚阳上浮，下元虚损。

治宜：育阴潜阳，益肾补脑。鉴于患者可能前期服用中成药过于火燥，头项强及眼充血类似急性结膜炎，按急则治其标的原则，先宜清其不明原因之火，止痛。

A方甘露饮加减：麦冬12g，生地、熟地各15g，枳壳6g，石斛、黄芩各10g，葛根15g，附子6g，鹿角霜6g，人参3g，柴胡、白芍、当归、栀子各10g，丹参6g，菊花10g，木贼草6g，桑葚、苍术各10g，枸杞子15g。

B方丹栀逍遥散加减。

以上各3剂后，于3月12日来电，电话中明显感觉其语言能力好转，语速近正常。

3月14日由家属护送复诊，右眼结膜充血消失。鉴于急症已去，遂将A方改为右归丸加鹿角霜10g，益智仁10g。B方则以真武汤加生脉散再加丹参10g，柏子仁10g。各3剂。

3月21日三诊，眼睛可以正常睁开，头、颈项疼痛消失，能睡6～7小时，

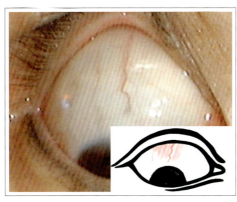

A.眼上方颈背区充血

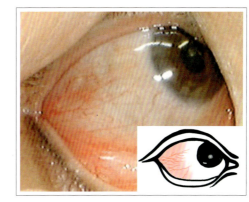

B.外眦网状充血

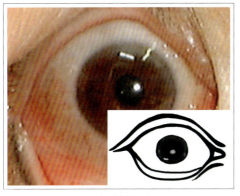

C.虹膜椭圆形

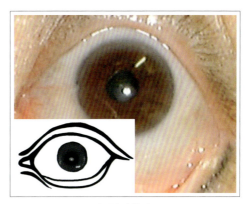

D.瞳孔偏离

图6-13

方向感略有改善，小便次数正常，持续一年多的开口梦及在梦中手脚舞动情况已完全停止。目测"神气"已逐步恢复，语音、气量均显著好转。

第四节　心血管系统疾病的预防性检查与治疗

一、胃肠系统疾病伴隐匿性心脏病

案例：Alex，男，53岁，俄罗斯裔，商人，现居纽约。

2008年12月13日初诊。主诉：近一年来腹部不断膨胀，行动不便，希望能用中药消胀、减肥，此外尚发现右侧腹股沟有疝气肿如鸭蛋大，希望用中药消肿。

一般检查：血压130/95mmHg，右关弦，寸稍弱，脉数，30秒左右发现脉状出现轻微的停搏。舌质红、中裂、黄苔，口腔有大量黏液。身材中等，但腹部异常隆起，犹如十月怀胎，按之较实。胃纳欠佳，睡眠困难，易疲劳。

眼像检查：胃区巩结膜一侧血管其中一组呈圆钩状（疑为疝气之眼像）、深褐色，余为一般红色充血。右眼外眦有两条血瘀性充血，左眼外眦为弥漫性及线状充血（图6-14）。

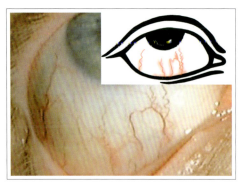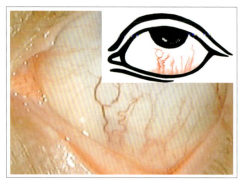

A、B.眼下方胃区呈圆钩状血管，提示疝气信号

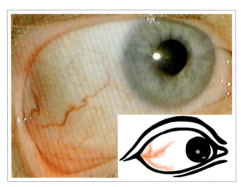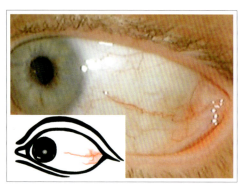

C.右眼外眦血瘀性充血　　　　　　　　D.左眼外眦弥漫性线状充血

图6-14

辨证立法：气滞血瘀，脾胃失调。

治宜：健脾祛湿，理气健脾，除痰消积，益气强心。

A方以四逆散加温胆汤加减：柴胡6g，白芍10g，枳实5g，炙甘草5g，半夏6g，陈皮5g，茯苓10g，竹茹3g，黄连3g，吴茱萸1.5g，党参6g。

B方以生脉散加二陈汤：党参12g，柏子仁10g，远志、石菖蒲各3g，半夏、陈皮各5g，茯苓、丹参、麦冬各10g，五味子5g，川芎3g。

以上A方、B方每天各煎1剂，分两次内服。另加香砂养胃丸（供1周用）。

2008年12月20日，主观感觉腹胀减轻，大便正常，睡眠改善，胃纳转佳。检查发现其舌苔及口腔清洁，白腻清除。眼像各个区的充血状况由绛红转为粉红。血压为120/89mmHg，但痰湿壅滞，口臭仍很严重。拟在原方基础上作一些调整，加强理气消胀。A方去柴胡、白芍、炙甘草、竹茹、黄连、吴茱萸，加白术12g，瓜蒌、莱菔子、麦芽、神曲、山楂各10g。B方加三七粉1g，继续养心、益气、活血，各5剂。

2009年1月3日三诊，腹胀大减，血压120/85mmHg，脉状转柔顺，未发现结代，睡眠正常，日间可处理业务，不会感到疲劳。继用 A 方、B 方各 10 剂。

案例讨论：胡维勤医生说过一个故事。他在上海仁济医院的时候，医生们差一点将一个患有严重心脏病的患者误诊为肠胃穿孔送上手术台。说明准确诊断是多么重要！中医讲治病求本。笔者个人体会，一是对疾病现象要抓住本质，标本兼治；二是要从整体上分清轻重，矛盾要分主次。这位患者本身并不知道他原来患有心血管病，只是觉得其腹胀难受，实际上其腹不断膨胀，是中医讲的君火不力，火不能生土也。我们通过眼像检查，对其整体健康状况"一目了然"，一方面标本兼治，另一方面及时发现患者隐匿的心血管病，并进行预防性治疗，其结果，不但有效治疗患者腹胀及疝气，同时也及早检查和发现了他身上的冠心病的蛛丝马迹，及时进行预防治疗。

二、肾囊肿伴心血管病

案例：林某，男，65 岁，餐馆老板，已婚，越南裔，居纽约。

2008 年 12 月 28 日初诊。主诉：2 周前医院常规健康检查发现左肾有 1 个小囊肿，去年发现前列腺肿大，余未见异常，医生说，目前尚不需做任何处理。大概年纪大了他本人有些不放心，希望能听听中医的意见。

一般检查：血压 130/95mmHg，脉弦滑、舌苔黄厚腻、质红、中裂。面部可见老人斑，声音洪亮，肢体强壮，面色潮红。

眼像检查：双目极难打开，双眼内眦、外眦、巩结膜、睑结膜均呈大面积绛红色充血，右侧虹膜浅灰色，瞳孔可见一黄色点状（图 6-15）。

这是笔者多年来难得一见的阴虚火旺、五脏六腑均处于亢进状态的眼像。毫无疑问，如果不及早调理，一场健康的暴风雨即将来临，其中最大可能就是中风，在这点上，一般医生是绝对不会对他说的。

辨证立法：湿火壅盛，阴虚阳亢。

治宜：泻火去湿，育阴潜阳。

A 方：黄芩 10g，怀牛膝 6g，柴胡 10g，杜仲 15g，槐花 10g，泽泻 12g，菊花 10g，玉米须、桑寄生各 15g，丹参 6g。

B 方：决明子、何首乌、山楂、麦芽各 15g，茵陈、猪苓、石斛、苍术、黄柏各 10g，田七粉每服 1g 冲服。

以上各 3 剂，每天交叉使用，每剂分上午、下午服用。

2009 年 1 月 8 日复诊，大小便畅顺，睡眠正常，舌苔大部分厚腻已除。双眼像的火焰状充血大面积消退。血压 125/90mmHg，面色由绛红转浅黄色。

A 方：麦冬、天冬各 10g，熟地、生地各 15g，黄芩 12g，枇杷叶、茵陈各 10g，石斛 12g，枳壳、花旗参、丹参各 6g，田七粉 1.5g。

B 方：何首乌 18g，山楂、乌豆各 15g（打碎），桑寄生 10g，决明子 15g（打碎），山茱萸 10g。

以上各 3 剂，旨在育阴降火、消脂降压，服法如前。半个月后电话联系，患者表示对疗效非常满意。

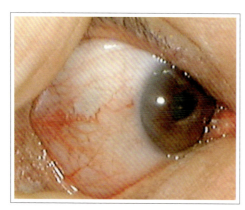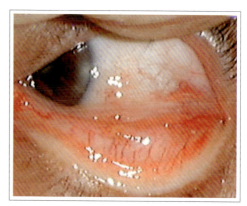

A、B.内眦、外眦、巩结膜大面积充血

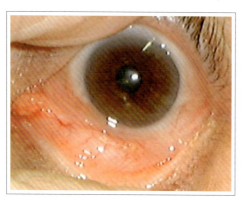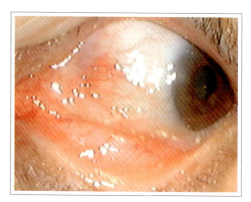

C.瞳孔可见黄色点状

D.虹膜浅灰色

图6-15

案例讨论: 本例患者可不是等闲之辈, 他是一位在越南战火纷飞的环境中, 经历九死一生的勇者, 也是一位幸存者。论他的性格, 他大声说话、大声笑, 也是大碗喝酒、大块吃肉的海量男子, 一般的疾病难不倒他, 也很少找医生, 更少吃什么西药。因为他这一辈子, 山珍海味如熊胆、虎骨、牛黄、鹿茸都享用过, 因此, 他的体质相当强壮。我过去不止一次听人说过, 这种人平时一好百好, 一旦病患上身就挺不过那些长年在看病吃药（指中药）的弱者。我真不希望这位勇者是这类人, 事实上, 他今年已65岁, 一年前已退休, 也算是他的福气。但我希望他能再健康多活几十年, 事业上再创奇迹。

第五节

帕金森病的中医治疗原则

帕金森病是一种突发性、但缓慢进展的中枢神经系统性疾病。症状特征是行动缓慢, 静止性震颤, 肌肉僵直, 口语不清, 声音低沉, 类似中医讲的中气不足的疲弱状态。据文献报道, 帕金森病是老年人中最常见的神经性疾病之一, 年龄在65岁以上的人群中, 发病率约为1%, 分原发性和继发性两大类型, 发病原因至今不明。

一、帕金森病的眼像特征

从我们收集到的本病患者的眼像来看，从形态上来分析，主要有几个方面的特征。

（1）上角膜（10～2点处）或全角膜缘呈高密度的灰色浸润状，瞳孔灰白，显示患者脑血管及神经功能衰退（图6-16）。

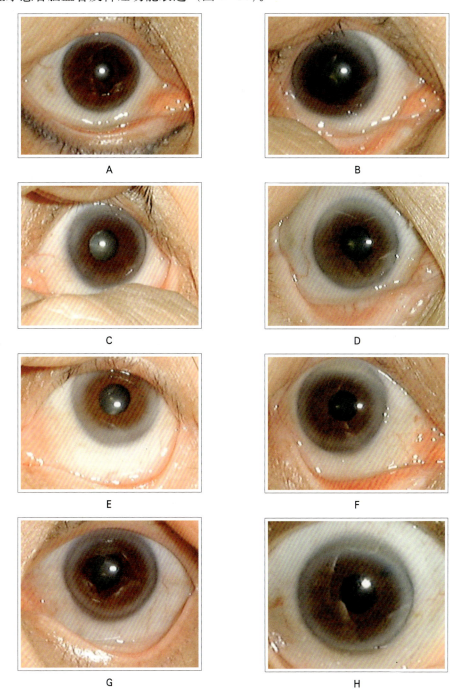

A

B

C

D

E

F

G

H

图6-16

（2）可见瞳孔色素为灰白色或混合色，略比正常大或细。显示患者肾气及肾精衰败，整体精、气、神失盈（图6-17）。

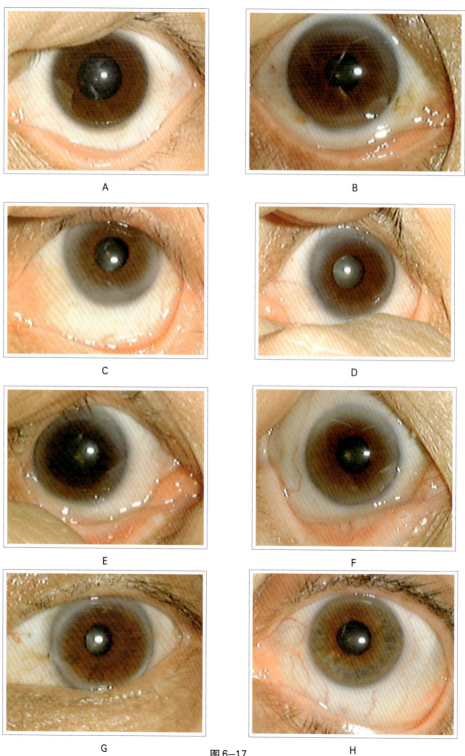

图6-17

（3）外眦大多有条索状或波纹状血管充血，同侧上方0.5cm处有大致相同类型的血管充血，是本病的最重要的眼像特征之一。显示患者心阴不足、大脑神经营养缺失或微循环功能障碍（图6-18）。

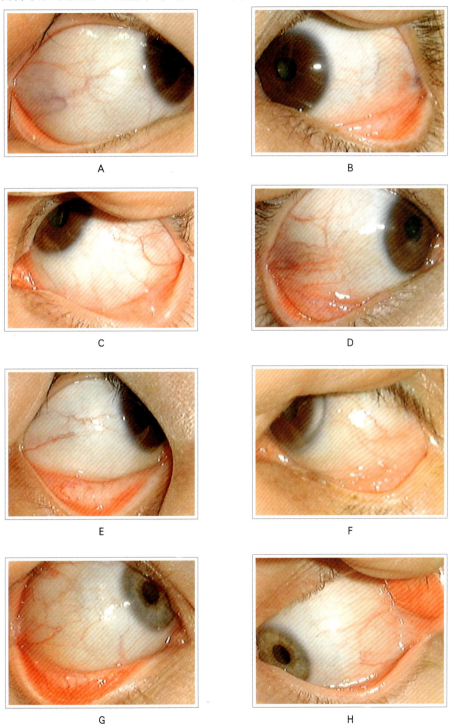

图6-18

二、帕金森病中医治疗病案举例

案例1：全太太，1926年生，女，家庭妇女，旅居越南，越战后移民美国。2006年8月19日来诊。主诉：严重失眠，心跳加快，脚开始颤动，麻痹无力，尿频。

眼像检查：外眦海波形、线状血管增生（图6-19）。

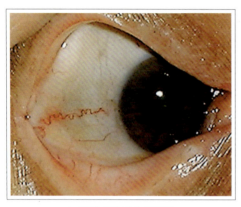 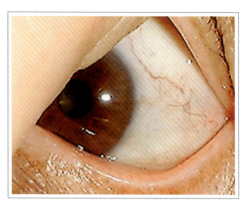

A.外眦海波形血管增生　　　　　　　　B.外眦线状血管增生

图6-19

治宜：益气养神，固肾健胃。

方用益气养神汤和缩泉丸共15剂。睡眠大为改善，情况稳定。

2007年9月19日复诊，双手震颤，行动无力。由于老伴突然去世，精神受打击，症状加剧。施以五萎汤加强腰腿功能（人参10g，白术12g，茯苓15g，麦冬10g，当归6g，黄柏6g，知母6g，木香3g，甘草3g，生薏苡仁15g，生姜10g，大枣4枚），缩泉丸加味固肾、益气、壮腰，同时以香砂六君子丸改善其脾胃。

2008年3月12日，发现小便严重失禁，睡眠困难加剧。我们从症状上以参苓白术散加龙骨、牡蛎、芡实、怀山药、山茱萸、桑寄生等提气补肾缩泉，尔后症状虽然有改善，但其整体健康状况已相当衰败。

案例讨论：从全太太的病变发展过程来看，大致可以归纳几个方面因素：①精神上长期处于焦虑、忧郁状态，严重失眠情况反复发作，导致内分泌及代谢功能障碍，脾肾功能衰竭；②缺乏及时和系统的整体保健治疗；③从未有过适当的运动，即使是散步之类健身运动都从未做过。

案例2：鲁杰斯，退休军人，来自费城。

一般检查：除了典型的双手震颤外，步伐艰难、目光呆滞、语言含糊不清、声音低沉、晚上常失眠，记忆力严重衰退，头痛身痛，咳嗽，眼睑半开合，舌颤动，早搏，脉弦滑。

眼像检查：外眦上方有浸润状充血，瞳孔呈混合色（图6-20）。

辨证立法：气滞血瘀、痰涎络阻、心肾不交。

治宜：清痰养阴，清热镇静。

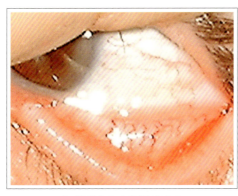

A.外眦上方有浸润状充血

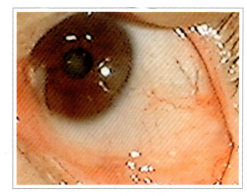

B.瞳孔呈混合色

图6-20

A方：麦冬10g，天冬12g，玄参12g，浙贝母10g，全瓜蒌15g，罗汉果、冬桑叶各10g，桔梗5g，黄柏10g，茵陈15g，茯苓15g，怀山药18g。

B方：天麻5g，川芎10g，钩藤、夜交藤各15g，木香1.5g，丹参10g，天冬、知母各12g，茯苓15g，龙眼肉10g。

以上A、B方在服用两周以后自诉走路有力，自主活动时间延长，双手颤抖症状减轻，易入睡，中间醒后能再入睡，每天大便2次，精神振作。

3月17日复诊，保留B方，A方转以肾气丸加减，"壮水之主，以制阳光"治疗患者脚软乏力、阴虚内热、津亏眼涩等肝肾不足诸症。

3月31日三诊。

A方以气阴双补：黄芪10g，党参15g，当归10g，枸杞子15g，山茱萸、茯神各10g，茯苓15g，川木瓜12g，珍珠母18g。B方加牡蛎、伏神、石斛、五味子、灵芝，敛阴安神。

4月14日四诊，主诉讲话比以前清晰，行动完全自理，眼睛可正常开合，但下颌仍会震颤，工作紧张时面部有抽搐感。在眼像检查中，发现患者外眦角上方充血已逐步被吸收，但瞳孔扩张未显著改善。中医说"恐伤肾"，脑肾相通，遂分别在B方安神养心基础上，A方先后分别加入益智仁、麦冬、五味子或巴戟天、杜仲、牛膝等以滋肾益脑。

6月16日五诊，头痛止，睡眠好，血尿（前列腺肿大、发炎）消失，走路正常。

8月2日六诊，主诉早睡，有时会从睡梦中跳起后双手即震颤，夜间感到腹胀，胃纳欠佳。分析其原因是心肾失交，肾气虚弱。拟A方用生脉散加龙骨、牡蛎、石斛以养阴益心。B方以独活寄生汤加减，重点加强肝肾、通络止痹痛。方剂分别为4剂和3剂，至此为止，患者返回费城。

2009年1月28日，致电追踪患者健康状况，出乎意料，反映良好。

案例3：唐某，49岁，男性，餐馆商人，原香港居民。

一般检查：（脉）心跳略快、细、沉，手微颤，舌色紫，润湿，中裂，无苔，伸缩不利、颤。中等身材，但腹部胀大，尿黄，面潮红，尚能慢步移动，目光神情呆滞，但思维尚佳，语言清晰，血压125/90mmHg，目前服用帕金森病对症药两种，治肾（可能为利水）药一种。

眼像检查：在外眦角有大面积充血，其中可见瘀血型充血，显示心脏气滞血瘀；双侧瞳孔变形，细小，色灰，缺损，位置倾离，虹膜色淡（图6-21）。

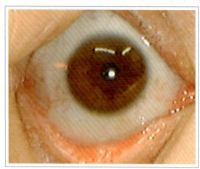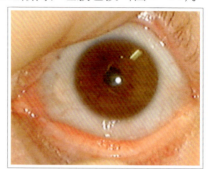

A、B.双侧瞳孔变细，虹膜色淡

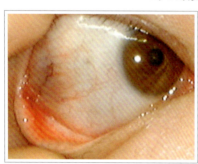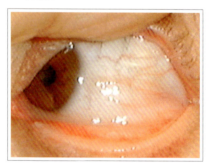

C、D.外眦角大面积充血

图6-21

辨证立法：从表面上看，本案例比案例2鲁杰斯症状轻，但实际上要严重得多。原因是患者的心血管系统、泌尿系统及代谢系统均遭到损伤，尤以心脏为严重。以至虚阳上升，下元不足，唯一不同的是其脑神经系统未见明显损伤。

治宜：益心气，清热化痰，滋阴潜阳。

A方：人参、五味子各10g，麦冬15g，丹参10g，瓜蒌15g，田七粉1g（冲服），红花1g，郁金6g，薤白10g。

B方：山茱萸10g，熟地15g，麦冬、石斛各10g，太子参15g，黄芩6g，车前子、柴胡各6g，白芍、巴戟天、葛根各10g，龙骨15g，磁石30g，附子10g，以上各7剂，每日交替内服。

电话联系获悉，患者突然举家失去联系，未能进一步追踪观察。

案例讨论：帕金森病是1818年首先由美国医生帕金森确诊的一种中枢神经系统疾病，多发生在中老年男性。据医学资料表明，这种病由于脑血管病、脑损伤、脑钙化、中毒、药物副作用等而引起。本病从确诊至今已有近200年历史，医学家们在药物治疗感到失望后，转而采用损伤性外科治疗方法，希望能为患者，特别是晚期病人提供一线康复希望。中医在这方面的诊断和治疗，是以传统的脏腑学说为指导，以心肾为重点分阶段进行辨证论治，其效也佳。

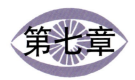

第七章

肺及上呼吸道系统感染疾病

第一节

家传奇效"秀珍树仔茶"

40多年前，我曾经有过一段短暂时间返故里出任乡村医生，那时乡民基本上还保持农业社会的生活方式，病谱也比较简单，南方的水乡气候环境基本上就是一些暑湿寒热表证，乡民随意抓上一些草药就解决了，用不着找医生。不过，那时只是刚出道，无论专业知识和经验都比我的同事差一截。那时使我感到最棘手的病症有两种，一是咳嗽；二是老年人感冒症状。40多年后的今天，我虽然年长了，但人们的健康状况、自然与社会环境也变得更加复杂，比如不少老年人不但受自然规律支配而免疫功能下降，而且受多年来的药源性、损伤性治疗的伤害，导致整体抗病能力差的现象更是普遍存在。因此，面对一位老年病人，真有"宁治十中年，莫治一老人"的感觉。

在今天看来，除非是像SARS那样严重的流行时疫，对于一般的呼吸道感染，在诊断上并不需要那么复杂，用不着做什么大型生化和物理检查，其基本体征，不碍就是发热、发冷、有汗、头痛、咽喉红肿、咳嗽、鼻塞流涕、全身不适、脉浮等，几乎一般人都有过这类症状经历，这些症状的眼部形态特征也比较简单。一般来说，属于风热型的可见其巩结膜（白晴部分）及内眦充血较明显；风寒型的则多呈蓝白色，充血不明显（图7-1）。

鉴别特点：药后充血即退，蓝色会变淡或转白。

治法：属风热有银翘散或柴葛解肌汤；属风寒有麻黄汤、桂枝汤。中老年人还要分清是阳（气）虚感冒还是阴（血）虚感冒，女性分经期感冒或产育感冒。不过，即使这样，在临床上有时都不理想，原因是个体差异很大，特别是老年人的抗体差、兼症多。常常是许多积累性内科杂病如高血压、心脏病、糖尿病、尿酸高、劳损与时行表证相混合，表现出来的临床症状往往比较复杂，平时觉得很

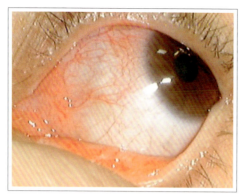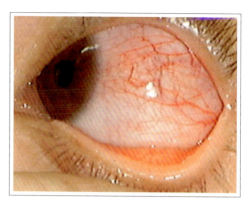

A.风热型   B.风热型

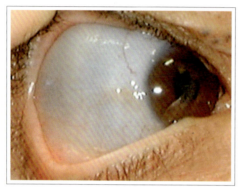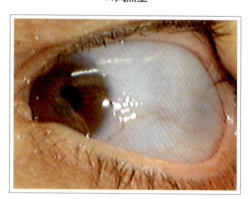

C.风寒型   D.风寒型

图7-1

容易，但落笔犹如千斤重。面对这种情况，究竟有没有一种无须经过专业辨证论治，只要在开始感染时有类似症状，不论男女老幼，是否有兼症，或产、经、育，春夏秋冬一年四季都可以通用而有效的中草药方剂呢？受祖辈的启发和影响，我将在早期专门用于治疗各种时行疾病的家传草药"树仔茶"加以改造。从这些年的临床实践来看，不但效果好，而且没有任何副作用，成本极低，药源丰富，用法简单，在疫症流行季节有病可治疗，无病可预防。我将这种经过改造的中草药方剂称之为"秀珍树仔茶"。秀珍是家母，树仔茶最先由其始创并济世于坊间。"秀珍树仔茶"的主要组成：

（1）木槵子树苗（全株）。性凉，味苦、甘。善清热解毒，主治咽喉炎，防感冒。

（2）乌不企（簕挡树的枝梗或根切片）。性温，味苦、辛。能祛风湿止痛，消炎解毒。主治慢性肝炎、风湿性关节炎。

（3）三桠苦（根或枝梗切片）。性寒，味苦。可解热，预防脑膜炎、流感。主治跌打扭伤、蛇伤、肝硬化腹水。

（4）岗梅根（又称苦梅根、土甘草）。性凉，味甘、微苦。能清热解毒、生津止渴，主治感冒高热、咽喉炎、中耳炎、睾丸炎。

（5）芦兜根。性平，味甘淡。疏风清热，主治水湿感冒。

（6）岗稔根（又名稔子树根）。性微温，味甘、涩。能补血活血止痛，主治贫血、风湿热、腰腿痛。各种劳损性肩背、手痛及外伤性头颈痛。

（7）东风橘（根或枝梗）。性平，味辛、微苦。除痰止咳、理气止痛，主治感冒咳嗽、慢性支气管炎、带状疱疹。

（8）山狗尾（全株）。性微寒，味甘、辛。驱风解热，主治各种类型感冒。

（9）鱼腥草。性凉，味辛。清热解毒，化痰止咳，主治肺热咳嗽、咽喉肿痛、前列腺肿大。

方剂主要由1～6味草药干品各等份组成（一般为20g左右，木槵子树苗及山狗尾一般为每剂1～2条）。其诀窍是煎法、加减。主要附加成分为大米约10g，蚝干2～4只，蜜枣1～2枚，生姜15～20g。如属风寒型则生姜加至30g，风热型则将三桠苦加至30g，年老体虚（阴虚或阳虚）则加岗稔根30g，咳嗽加东风橘30g。每剂用水是普通碗6～7碗水，先浸透半小时后用文火煎煮约两小时。每剂分两次温服。一般一剂即痊愈，病情较重延至1周以上者2～3剂。这些年，仅有1例效果属例外，主要是该患者甲状腺功能异常情况严重，工作疲劳过度，使用本方剂3剂仍无效，只能另法处理。

第二节
老年人肺及支气管感染的常见眼像图谱

老年人肺及支气管感染的常见眼像图谱见图7-2。

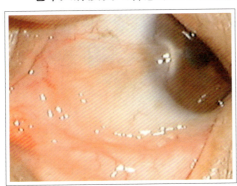

A.内眦及角膜胬肉

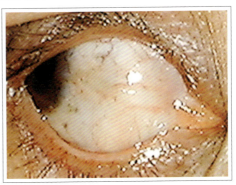

B.内眦及角膜有瘀块

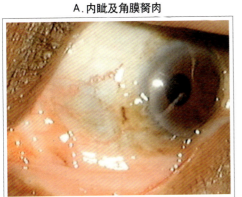

C.与B同（重症）

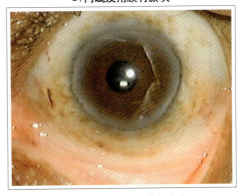

D.虹膜周边大面积紫色斑块

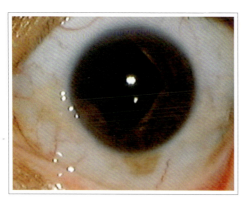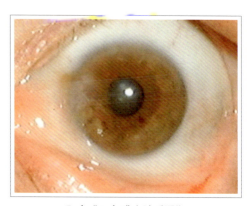

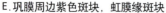

E.巩膜周边紫色斑块，虹膜缘斑块　　　　　　　　F.内眦及角膜脂肪质浸润

图7-2

　　老年人的肺及支气管炎多在季节变化时发生，冬、春两季症状加重。大致可分为急性及慢性，以及慢性急性发作几种类型。不论哪种类型，在临床上都见有不同程度的咳嗽痰多、气喘、发热，重者痰中带血症状，中医一般以咳嗽、咳喘或痰饮而进行论治。现代医学从解剖学和病理学上有许多种分类方法，其中特别注重支气管扩张（出血）与心血管病的合并症。在治疗方面，除了标靶药外，激素及抗生素的使用已有越来越多的趋势，副作用和成本开支也不断增加，中医则强调标本兼治，扶正祛邪，成本低，副作用较少，但在临床诊断上必须掌握好辨证，审症求因。

　　在这个领域内的辨证，在眼像中主要反映在巩结膜区。一旦肺及上呼吸道发生感染，在形态、色素及血管增生等方面皆有特异表现。

第三节　肺及呼吸系统临床病案

一、肺癌

　　案例1：温妮。

　　2006年7月22日初诊时，由家属3人陪同，并带着沉重的氧气筒来访。主诉及病史：一年前做了肺癌手术，1个月后复发，3周前眼痛又做了1次手术。近日胸痛，大便每周仅1次，质地坚硬（肺炎患者大多数大便稀烂，次数多，是肺气损伤之故），胃纳欠佳、口干、头晕、睡眠困难、四肢无力。

　　一般检查：脉细数、镜面舌，面色灰暗，声音低微，咳嗽、气喘，消瘦，神衰力竭，一派垂危体征，血压85/55mmHg。

　　眼像检查：右眼外眦角及上方血管增生，可见管内瘀阻，内眦绛色粗大血管伸向虹膜，并沿虹膜边缘向上攀爬，瞳孔呈灰白色（图7-3）。

　　辨证立法：阴实阳虚，重伤元气。

　　治宜：以阴养阳，补土生金。

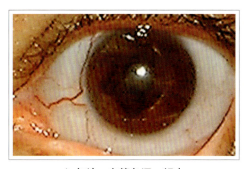

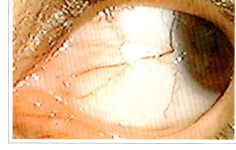

A.初诊。血管色深、粗大　　　　　　　　B.复诊。血管色转淡

图7-3

A方：优质党参15g，麦冬12g，五味子10g，玉竹24g，怀山药21g，丹参10g，茯苓10g。

B方：何首乌、怀山药各18g，茯苓、党参、枸杞子各15g，沙参10g，大枣4枚（去核）。

以上各3剂，每日1剂水煎服。

7月30日复诊略见好转。A方加天冬10g，党参加至18g，B方不改。各3剂。

2006年8月10日三诊，咳嗽已基本停止（上两次候诊时不停地咳嗽），睡眠开始好转，声音清朗，氧气筒仍然携带，但仅作备用。胃纳改善，但大便仍未根本改善。拟新A方：优质党参18g，人参须6g，白术10g，茯苓15g，鸡内金、山楂各10g，麦芽18g，3剂。B方：火麻仁15g，肉苁蓉15g，龙眼肉、密蒙花各6g，枸杞子12g，熟地18g，山茱萸12g，丹皮10g，怀山药18g。各3剂。

2006年8月20日四诊，大便已由每周1次转为3次，行动不用Walker（一种手扶助行器）和氧气筒，胃口转佳，体重由45kg增至50kg。睡眠每夜6小时，夜间仅小便1次，头晕消失，胸闷、胸痛显著减轻，血压回升至110/70mmHg，整体健康出现生机。

9月17日五诊，病状继续好转，舌苔由光裂转为光平少苔，血压稳定，呼吸及心率正常。继续以三诊的A、B方，人参须改为花旗参5g，加莲子肉15g。加新方C除痰养阴：花旗参6g，玄参12g，玉竹15g，石斛、地骨皮、白芍各12g，川贝母10g，全瓜蒌15g，枳壳6g，桔梗5g，丹参、槐花各10g，6剂。按A、B、C顺序分15天（中间停3天）服用。

11月18日再来访，并告知医生已从10月份按计划开始恢复化疗。来诊前刚结束1次化疗，大便由正常转为每日3次稀便，胸痛、干咳，晚上小便4次，关节痛，头晕恶心，行动无力，体重并无大改变。针对这种情况，继续固本培元，以三诊A方不变，旨在补（脾）土生（肺）金。B方大补阴丸加减：黄芪10g，党参15g，当归12g，熟地、生地各15g，天冬、白芍各12g，陈皮3g。C方新组：百部10g，浙贝母12g，瓜蒌15g，玉竹18g，石斛15g，玄参、黄芩各10g，槐花15g，枳壳10g。各7剂。

2007年4月12日再诊：在化疗和同时服用中药期间，胃口很好，大便正常，能多吃，体重增加1.5kg，但上楼仍感到疲劳。期间医生发现她有肾结石，9mm ×

2mm，医生认为其身体太虚弱，不宜手术，可溶解。应其要求，除保留前方之A、B外，新组方剂健肾排石：金钱草10g，鸡内金、旱莲草各15g，海金沙、枸杞子各10g，补骨脂5g，巴戟天、女贞子各15g，山茱萸、泽泻各10g，怀牛膝6g，川断10g，以上各4剂。

2007年5月13日再诊，腹冷呕吐，进食困难，心跳快，腰痛。改A方：香砂六君子汤加白术、干姜、苍术、厚朴、麦芽，日间用。B方：生脉散，重用党参，加茯苓、酸枣仁及龙眼肉，夜间用。各3剂。

6月30日再诊告知，医生认为她体能恢复快，还是给她做了肾结石手术。自诉腰有少许痛，精力尚可，但睡眠状况反复，口干、疲倦、出汗、腹泻、气促、眼昏蒙。临床检查右部脉弱、细，重按无力，左脉全无。舌胖、红嫩。治法方拟益气养阴。A方以归脾汤加砂仁、石斛，B方以理中丸加黄芪，C方以甘露饮为主各5剂。

经上述调理后，患者迁居佛罗里达州，间或通过电话，由纽约发送中药给她，经2009年追踪，患者至今仍健在。

案例2：玛丽亚.F，1952年出生，女，西语裔，居纽约。

2009年4月19日初诊。病史：5年前检查发现肺癌，3次化疗后，2008年3月开始手震、手痛、口苦、消瘦，总是低烧、潮热、脚冷、欲寐。5个月前开始瘫痪，坐轮椅，大小便失禁，咳大量白痰。白天咳稠痰，不能卧，呼吸困难、气喘。目前以抗生素及皮质激素作治疗。

眼像检查：巩结膜区网状充血，色淡黄灰（图7-4）。

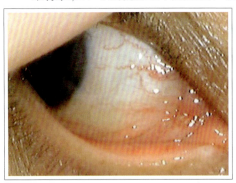

A.左眼巩结膜区网状充血，大肠区色黄

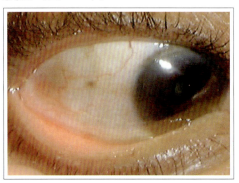

B.中间呈点状血瘀，疑为病灶点

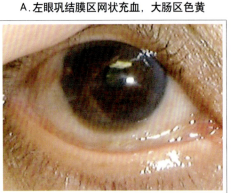

C.角膜缘（5~8点）高密度色素环

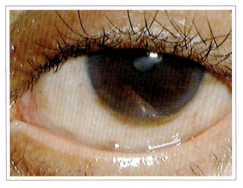

D.瞳孔灰蓝，变形

图7-4

辨证立法：厥阴症。

治宜：大补纯阳。

方组：附子15g，干姜10g，炙甘草15g，麻黄、细辛各6g，山茱萸15g，补骨脂、巴戟天、淫羊藿、阳起石、半夏、人参各10g，黄连5g，黄柏10g。鉴于患者病程严重，似有旧病复发之症状，先作观察治疗。故初诊仅单方6剂，但每天只服半剂。

5月初按时复诊，大小便失禁症状已好转，睡眠可至6小时，痰咳缓解，胃纳尚可，脚回暖。原方作为A方不变。新增B方用小柴胡汤加减：黄芩、柴胡各10g，党参15g，半夏10g，生姜6g，陈皮、薤白各10g，炙甘草、桔梗各30g，大枣12枚。各6剂。

案例讨论：以上两病例都不属于完整意义上的肺癌中医治疗，但在我们的环境条件下，在配合美国西医的治疗方面已尽力而为了，患者及家属均表示满意。从西医角度看，手术治疗似乎是最后一种，也是唯一的选择，但如果缺少相应的培本措施，以患者之体能、体质，恐怕也难过这一关，何妨案例1先后还做过眼科及肾脏手术，在肺手术后，还不断进行化疗，实在难言其痛苦。案例2却旧病复发，病情危殆。中医在这方面作为一个配角，主要是针对患者元气大伤，精、气、神均日趋衰败的情况下，通过补阴益气，振奋其阳气，增强体质。一方面让患者尽快修复其损伤，同时在这个基础上进一步提高其免疫功能。读者会注意到，这两例肺癌患者的眼像明显不同。一个集中在内眦巩结膜一侧，一个是在外眦巩结膜；一个是呈线状增生，一个是点状浸润状。但其共同点是巩结膜均呈淡黄灰色，有大量黏状物（类脂质）覆盖。从眼像分析来看，案例1偏于阴实，案例2偏于纯阳衰竭，故在理法方药上两者尽管都注重固本培元，扶正祛内邪，但整体方略却相反，案例1是扶阴为主，案例2是扶阳为主。同是西医讲的肺癌，但处理上差异很大，这正是中西医之不同处，也是中医之秘要所在。

二、老年慢性支气管炎

案例1：古某，男，1939年出生，退休，华裔，居纽约。

2005年3月15日初诊。主诉：患有视网膜葡萄膜炎，视物偏差。近日不知何故剧烈咳嗽不止，不分昼夜，西药抗生素及止咳药水均无效。

一般检查：血压120/80mmHg（有血压药控制），舌腻苔厚，边红，脉浮滑。

眼像检查：巩结膜呈淡褐色，表层有黏状脂肪物分布于虹膜两侧（图7-5）。

辨证立法：内生湿痰，外受风热。

治宜：利湿消痰，疏风散热。

方组：冬桑叶、浙贝母各10g，全瓜蒌15g，桔梗5g，麦冬、枳壳各10g，桑白皮12g，苍术10g，茵陈15g，黄柏10g，玄参10g。3剂而愈。

2005年7月1日旧病复发，原方3剂而愈。

2006年1月27日第三次复发，时值纽约最寒冷的冬季，改用桂枝汤加减：桂枝10g，白芍12g，生姜、苏叶各10g，北杏仁、柴胡各6g，防风10g，川芎

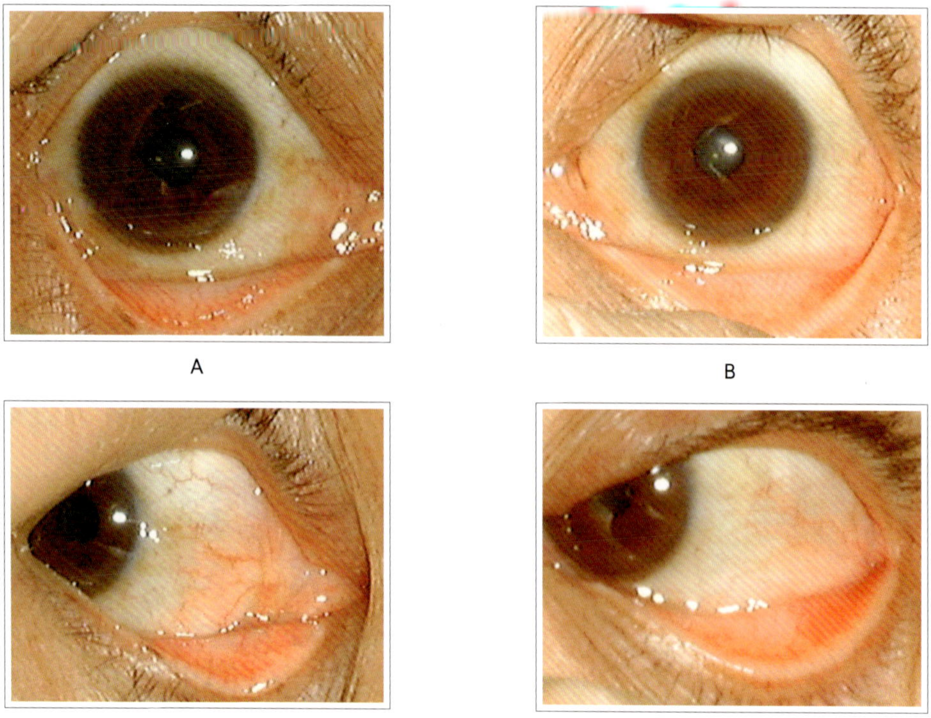

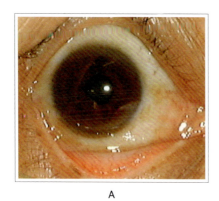
A

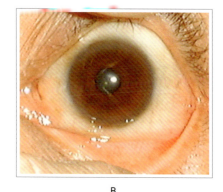
B

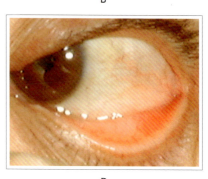
C

D

图 7-5

6g，秦艽 10g，2 剂而愈。

2006 年 9 月 1 日又旧病复发，仍然用第一次原方不改，3 剂而愈。

2008 年 10 月 4 日第五次复发，咳喘，痰多，检查两寸脉乏力，重压则无，舌胖大，色紫，苔厚腻。证属阳虚感冒，喘咳。治法以扶正与驱邪并重。方组：黄芪、党参各 15g，白术、当归各 10g，陈皮 6g，升麻 3g，柴胡 6g，葛根 10g，防风 6g，半夏、茯苓各 10g。1 剂后喘咳即止，3 剂而愈。

2008 年 11 月 6 日，主诉发现前列腺癌并立即开始放射性治疗，大小便失禁，夜尿 10 次，腰痛，身热，口渴，检查舌后根黄白厚腻，胖大，除化疗外，还使用激素治疗。A 方用六味地黄丸加减：熟地 10g，怀山药 15g，山茱萸、杜仲、枸杞子、菟丝子各 10g，补骨脂、巴戟天各 6g，益智仁 5g，炒龟板 10g。3 剂，以固肾缩小便。B 方以五苓散加味：桂枝、白术、茯苓、猪苓、泽泻、香附、乌药各 10g，小茴香 6g，以温元化气、祛湿。各 3 剂，药后大小便恢复正常，未见腰痛，身热。

案例讨论：患者从小在海外长大，对中医的了解和认识是在 65 岁以后的事。本来，在第一次出现病变时，应该继续从整体上加以调理，加强免疫系统功能，但可能基于认识上的原因，他总是等西医解决不了的时候才求助于中医药。而且总是点到即止，尽管我们每次都以极具药效及短时间给他治愈，但还是没有改变他的轻中重西的观念。

案例 2：应某，女，1950 年出生，近年由南非移居纽约，出色的裁缝师、洗衣店老板。

2006 年 11 月 19 日初诊。主诉：已停经 2 年，长期手脚冰冷，胃纳差，胆固醇较高，睡眠困难，早上常有大量灰白或黄痰咳出，胸闷、头痛，时有头晕心跳，大便困难，疲劳，极易感冒，口干，有时手发抖。

一般检查：身高约 170cm，但体重只有 50kg，面色萎黄，双眼外侧有少量白癜风，痒，舌淡，脉细无力，血压 85/50mmHg。

眼像检查：内眦肺及气管、大肠区呈大面积浅灰至黄色脂肪物堆积（图 7-6）。

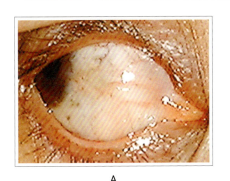
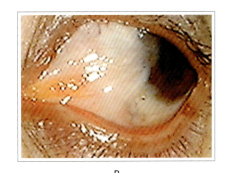

A   B

图 7-6

辨证立法：气阴不足，肺失所养，为慢性支气管炎伴痰饮。

治宜：清养肺胃，除痰健脾。

A 方以二陈汤加四君子汤：党参 18g，白术 10g，茯苓 15g，陈皮 3g，半夏 10g，麦芽 15g，鸡内金 10g。

B 方益气养阴、除痰湿：党参 15g，百部、麦冬、天冬、浙贝母各 10g，全瓜蒌 15g，桔梗 5g，黄柏 10g，苍术 6g，茵陈 18g，甘草 3g。

以上各 3 剂，水煎内服，分上、下午服用。

11 月 26 日复诊，痰少，咳少，黄痰自出，胃纳改善。A 方加砂仁 3g，B 方加黄芩 10g，以上方药分别在三诊及四诊中继续使用。

2006 年 12 月 3 日来诊，根据症状表现，治疗应以养肺阴、补气为主。

A 方：天冬、麦冬各 10g，百合 15g，百部 10g，川贝母 3g，枇杷叶 12g，桔梗 5g，沙参 12g，枳壳 6g，怀山药 15g，党参 15g，薤白 10g。

B 方以补中益气汤加减：黄芪 12g，党参 15g，白术、当归各 10g，茯苓 15g，白芍、川芎各 10g，熟地 15g，桂枝 10g，砂仁 3g，麦芽 15g，鸡内金 10g。

2006 年 12 月 10 日复诊，血压回升至 98/60mmHg，痰转黏稠。A 方加生地、知母、地骨皮、白及。B 方去鸡内金。

2007 年 2～11 月，A 方基本不变，B 方则以生脉散加味：吉林红参 10g，麦冬 15g，五味子、柏子仁、炒枣仁、党参各 10g，生地 15g，丹参 10g，茯苓 15g。痰已大量减少，体重回升至 58kg，睡眠良好，精力充沛，血压 105/68mmHg，肢体变暖。

案例 3：斐基利（P.K），女，1954 年出生，公务员，新泽西州，有色人种，体重约94kg，身高约165cm，是美国常见的肥胖患者。

2008年11月8日初诊。主诉：约25年前开始有哮喘，至今未愈，且症状越来越严重。其他有自觉潮热、口不渴、便秘，耳朵堵塞，流泪，睡眠呼吸音如雷鸣。

一般检查：舌胖大、苔灰白腻，脉右寸滑、关弦实、左寸弱。

眼像检查：巩结膜肺及气管区多重血管增生，色素蓝、黄、红混合色，老人环形成，左眼巩结膜有大面积褐色浸润块（图7-7）。

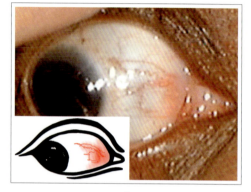

A

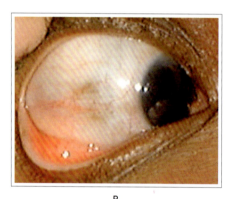

B

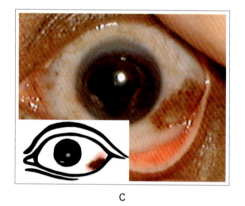

C

图7-7

辨证立法：阳明热结，药源性中毒，为慢性支气管炎伴痰喘。

治宜：固本培元，解毒利湿。

A方：黄芪18g，柴胡6g，香附、当归各10g，生地18g，玄参、知母各12g，白术10g，炙甘草6g。

B方：附子、白术各10g，薏苡仁15g，苍术10g，茯苓15g，泽泻、猪苓、茵陈、枳实各10g，黄连3g，黄柏10g。

以上各3剂，水煎内服，分上、下午服用。

11月16日复诊，无不良反应。拟在上焦加强心气，中焦清痰热，下焦通大便。方组：附子、薤白各10g，桂枝5g，大黄、枳实、肉苁蓉、半夏各10g，陈皮5g，茯苓、瓜蒌各15g。6剂。

11月22日三诊，脉快，右关小，左关弦，下焦不通，中焦仍热，按复诊原方加石膏15g，知母10g，甘草5g。6剂。

12月6日四诊，脉两关快、滑，舌大、淡，嫩红。自诉潮热大为好转，大便已较通顺，但仍觉腰痛，心气不足。拟继续清其中焦热、强心补肾。方组：生石膏15g，知母10g，党参15g，麦冬12g，五味子、附子、补骨脂各6g，大黄8g，积实6g，白芍12g，柏子仁10g。12剂。

案例讨论：本病例虽然尚在治疗过程中，但从临床反应来看疗效甚为满意。像此类喘咳患者，我们收治不少，之所以选用本例供读者参考，是由于该患者病程已超过20年，长期大量使用激素（类固醇）控制病情，其结果是代谢出现严重混乱，食多出少，体内积存大量痰湿，日久生热，以致哮喘虽然被药物控制，但整体健康（阴不足，阳也虚）已严重受损。这也是许多美国人过胖的重要原因之一。对于这种情况，可不按以往的治喘常规，一方面清除其药源性中毒的后遗症，同时为患者固本清源，因而患者对中医药的疗效十分满意。

案例4：梁某，男，1938年出生，来自中国南方的新移民，现居纽约。

2008年12月31日来诊。主诉：一周前突然咳嗽不止，痰多，经使用医院止咳药水及抗生素无效。有糖尿病，胆固醇及血压过高，除外，近月左脚外踝肿痛。

一般检查：脉弦、大，舌苔白腻。

眼像检查：肺及呼吸道区有白色絮状脂肪物堆积，外眦角可见浸润充血（图7-8）。

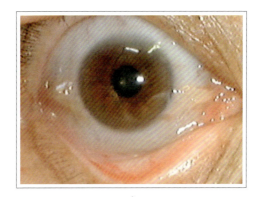

A

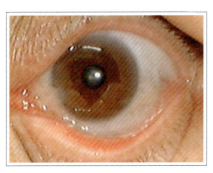

B

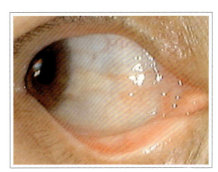

C

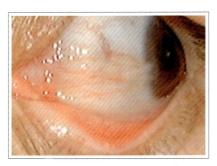

D

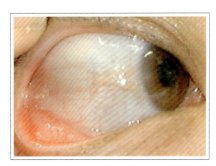

E

图7-8

辨证立法：寒邪袭表，痰湿蕴肺，为慢性支气管炎伴痰喘。

治宜：温经化湿，理气化痰。

A方以五苓散加二陈汤：桂枝10g，白术15g，猪苓、泽泻各10g，茯苓15g，陈皮3g，半夏10g，枳壳6g，前胡6g，生姜10g，大枣2枚。

B方以止嗽散加三子养亲汤：百部10g，白前6g，紫菀10g，桔梗、白芥子各5g，苏子3g，莱菔子、橘红、前胡各6g。

以上各3剂，水煎内服，分上、下午服用。

案例讨论：患者在初诊服药后，即按计划出外旅游，一路上不但咳嗽痊愈，脚外踝同时也消肿止痛，原因是患者外感寒邪，内生湿痰。所拟之方剂必须温而不燥，清而不凉散，既扶正又能祛邪。此较适用于老年人的温肺散寒、除痰平和之剂。医者原本并没有考虑其外踝肿痛之为患，但上方却收到意外之效，原因可能是利湿清痰、温经活络之结果，是中医讲的"异病同治"之效应。

三、支气管哮喘

案例：柯利斯尼娜，女，1968年出生，罗马尼亚裔美国人，理疗师，未婚，居纽约。长期由其母亲专职护理。

2009年2月8日由其母亲陪同初诊，她母亲手里拿着一张多人合照的照片，并指着其中一位中年女士说，几年来，我们四处寻医问药，还是百病缠身，她这位4年前在这里治好了脚痛的朋友，极力推荐来找你们的中医治疗。她说，女儿从出生开始就发现有哮喘，吃药不断，但症状逐年加剧。2008年10月24日由于脚软无力而摔倒，整个眼镜框损坏了，脸部严重擦伤。一直以来都有咳嗽、气喘，医生检查她有数不清的过敏源。除此之外，她还有关节痛，睡眠困难，胸闷，头晕，惊悸，焦虑，便秘，畏冷，疲倦，腰痛，常叹息。目前吃的西药，包括抗生素及激素类药有8种。

一般检查：血压90/65mmHg，面色清白，脉细缓。舌形细长，少苔。连连咳嗽，有痰鸣声。

眼像检查：左眼由外眦角牵引的显性血管，底部为鲜红色，上部为黑色，右眼内眦树枝样血管增生，色鲜，上方略短。虹膜色黑，瞳孔小椭圆形，色略灰褐（图7-9）。

辨证立法：心肾阳虚，内邪伤肺、脏躁。心、肺、肾三脏皆损。

治宜：安神定志，益气养心。

A方：小青龙汤加附子6g。

B方：吉林人参6g，五味子10g，麦冬15g，柏子仁、酸枣仁各10g，小麦30g，炙甘草6g，大枣4枚，百合15g，钩藤6g，牡蛎、龙骨各10g。

以上各3剂，水煎内服，白天服A方，睡前服B方。

2月12日复诊，血压显著回升至104/74mmHg，咳喘大减，痰少，睡眠恢复正常，身体觉暖，精神不像以前紧张，大便也由坚硬转松软，两天前来月经，血量转为正常，面色由苍白转红润，但仍感疲劳（可能与经期有关），心前区痛，检查眼像症状明显改善。法拟振奋胸阳，开胸解郁、除痰。A方：人参6g，酸枣仁、柏子仁、薤白各10g，全瓜蒌15g，炙甘草10g，桔梗5g，丹参10g，红花3g，桃仁8分。B方：桂

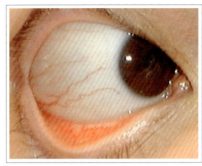

A.外眦有显性血管

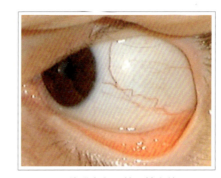

B.外眦有色深的显性血管

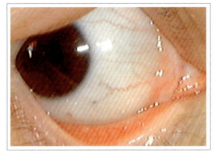

C.内眦有树枝样血管

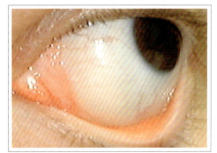

D

A~D 为初诊眼像

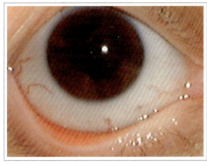

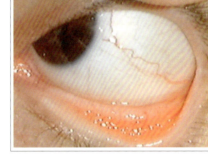

E、F.为复诊眼像

图 7-9

枝、白术各 10g，茯苓 12g，炙甘草 6g，全瓜蒌 15g，半夏 5g。各 3 剂，每日交替煎服。

　　2 月 20 日三诊，痰继续减少，但其综合效果不及初诊的 A 方（小青龙汤），拟仍以初诊的 A 方加三子养亲汤（苏子、莱菔子、白芥子）为新 A 方。B 方以苓桂术甘汤加味：桂枝 10g，茯苓、白术各 12g，炙甘草 6g，干姜 10g，厚朴 6g，橘红 5g，白芍 10g，党参 15g，附子 6g，薤白、辛夷花、白芷各 10g，瓜蒌 15g。各 4 剂。

　　2 月 27 日四诊，患者欢喜雀跃，在三诊 A 方服用后当即感到全身从未有过的舒展感觉，不但呼吸畅顺，心胸开阔，白天工作精力充沛，晚上睡眠能保持 8 小时。据此情况拟将三诊的 A 方再加酸枣仁、苍术、辛夷花各 10g，泽泻 15g。B 方则固肾养精：女贞子 15g，枸杞子 10g，菟丝子 15g，覆盆子、天仙茅、天冬、巴戟天各 10g，金樱子 15g，砂仁 6g，黄柏 10g。经过两个月辨证治疗，这位长达 20 年的严重哮喘患者，竟然摆脱西药而正常工作。

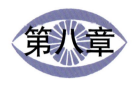

第八章

胃及肠道系统疾病

胃及肠道系统疾病的眼像图谱与病案

　　胃在中医为脾之腑，属土，为后天之本。土之为病，一是承受太过或不足，以致运化失常；二是木克土，胃受肝木影响。前者常常表现为"疼痛"或升降失常（西医讲胃酸反流），多属胃气方面的问题，后者多表现为胀满或滞涨（溃疡），主要属肝胃不和的问题，以中老年人多见。从临床实践来看，胃之为病，多数并不是独立存在，多兼有其他方面症状，要想从众多病案中选出典型的胃病例并不容易，只能谈病说胃。胃及肠道系统的一般眼像图谱见图8-1，多为胃、肠区有明显的血管增生。

一、胃虚疼痛

　　案例：李太太，女，38岁，纽约制衣厂工人，华裔，已婚，有2子女。

　　2001年6月13日初诊。主诉：经常感冒、头晕、胃脘痛。经中西医治疗均收效甚微，特别是胃脘部反复发作，疼痛时不能工作。

　　一般检查：血压90/60mmHg，体型消瘦，面色青白，舌红少苔，脉细数。

　　眼像检查：眼下方有钩状血管（见图8-2）。

　　辨证立法：肝虚，气弱。

　　治宜：补气健脾。

　　方药为香砂六君子汤加味：党参15g，白术、茯苓各10g，炙甘草3g，香附12g，砂仁6g，制佛手10g，麦芽15g，木香3g。3剂后复诊，主诉疼痛出奇地停止，睡眠及大便正常。按"效不更方"的原则拟再方3剂。三诊如前，未见任何疼痛。鉴于患者禀素体质较差，在其经后以八珍汤加味峻补。以后每月以四君

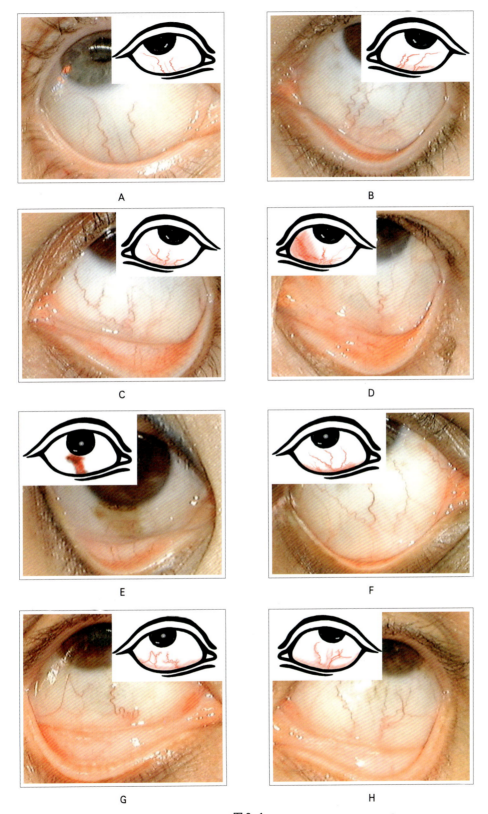

图 8-1

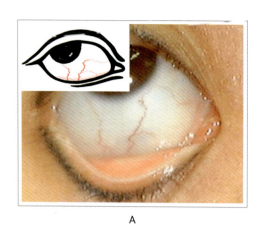 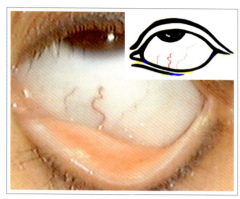

A　　　　　　　　　　B

图 8-2

子汤加味，3剂。3个月后体重增加3.6kg，面色红润。在此后的8年中，患者每年均来访2~3次。除了感冒之外，多属调理气血，从未见旧病复发。

二、胃寒、胃溃疡

案例：赵某，68岁，女，华裔，退休。

2009年2月23日初诊。主诉及病史：50岁时发现有腰椎骨质增生。2008年12月开始感到胃酸多，医院检查为胃溃疡，从那时开始吃西药，已有5周时间，但症状如故，凡吃稍硬质的食物及钙片都很痛，但整体健康尚好。

一般检查：双脉弦、紧，舌红、无苔，多润湿。

眼像检查：内眦有大面积脂肪存积，结膜（胃区）呈弥漫性血管增生，瞳孔浑浊（图8-3）。

辨证立法：脾（气）虚湿重，胃寒。

治宜：理气健脾、温中祛寒。

A方拟香砂六君子汤加左金丸及陈夏六君子汤加减：党参18g，白术10g，茯苓15g，香附10g，砂仁3g，黄连5g，吴茱萸7分，炙甘草3g。

B方：党参18g，白术10g，茯苓15g，陈皮3g，半夏、厚朴、制佛手各10g，生麦芽15g。

以上A方、B方每天1剂，A方饭前服，B方饭后服。

3月5日复诊，症状基本消失，饮食如常，未见有反酸及作痛。按"效不更方"原则，原A方、B方药物不变，但A方黄连减至3g，吴茱萸5分。

三、胃气郁结

案例：Sue，女，34岁，韩裔，艺术博士后研究生，旅居波士顿，未婚。

2008年7月16日初诊。主诉：6月份发现卵巢各有一个直径3cm大小的息肉，上眼睑水肿，睡眠困难、疲倦、心悸。3周前感到非常疲倦，同时有腹脘闷痛，大便坚硬，作呕，全身不适。

一般检查：患者身材高挑，清瘦，面色萎黄，神情憔悴。检查血压正常，脉

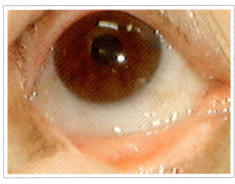
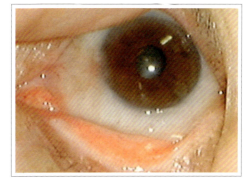

A、B.内眦大面积脂肪存积，瞳孔浑浊

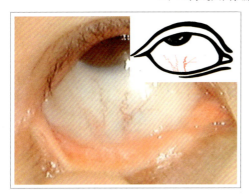
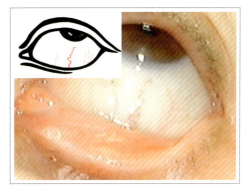

C、D.胃区血管弥漫性增生

图8-3

见右关弦细，寸部稍弱，左寸尤甚。舌红、苔黄腻，中裂。

眼像检查：睑结膜浅灰色，瞳孔细小，虹膜下缘呈褐色半月环（图8-4）。

辨证立法：肝郁胃满，气血两虚。

治宜：疏肝解郁，清热。

A方以四逆散加半夏泻心汤：柴胡12g，白芍15g，枳实、炙甘草、半夏各10g，黄连3g，黄柏、香附、砂仁、高良姜、丹参各10g。

B方以天王补心丹加减：吉林人参10g，麦冬15g，五味子、当归、丹参各10g，生地、柏子仁各15g，炒枣仁10g，远志5g，牡蛎、龙骨各15g。

以上各5剂，水煎内服，白天饭后服A方半剂，睡前1小时服B方半剂。

8月20日专程从波士顿来复诊。主诉：自我感觉腹部疼痛完全消失，饮食及大便正常，但睡眠仍比较差，迟睡早醒，但白天已不像过去疲倦。经期刚结束，拟理气温中，养心安神。A方以十全大补加砂仁6g。10剂。B方补气健脾、温中和胃。方组：党参、黄芪各18g，当归10g，白术15g，茯苓、干姜各10g，炙甘草5g，桂枝10g，怀山药15g，莲子肉10g。5剂。C方以苓桂术甘汤加味，温经止痛、消肿。方组：制附子10g，白芍15g，香附、玄胡各10g，白术15g，桂枝、茯苓各10g，党参15g。3剂，供经前3天内服。D方则在初诊B方基础上加减：吉林人参、五味子各10g，炒枣仁12g，枸杞子、钩藤各10g，龙眼肉、龙

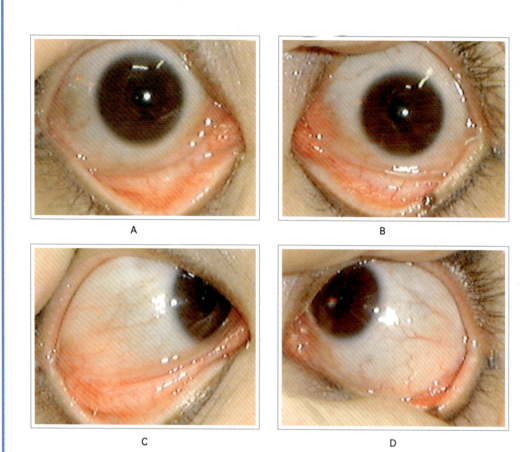

A　　　　B

C　　　　D

图 8-4

骨各 15g，共 10 剂，每晚服半剂。后追踪查访，患者反映，整体健康状况犹如回到 30 岁以前。

　　案例讨论：以上（一、三）两病案，年龄相仿，但职业却是一武一文，症状为气虚，后者阴虚有实，虚者调治较为单一，虚中夹实则较复杂，但原则上仍然以气血调养为本，从整体上改善患者的健康，其病标自愈。

四、疑似癌症的严重胃病

　　案例：何某，女，1953 年出生，已婚，2 个孩子，华裔新移民，临诊前为纽约一中餐馆女工。

　　主诉及病史：每周工作 7 天，每天工作 12 小时，节假日不休息。近半年来一直有腰膝酸痛，肩痛，晚上反胃、呕吐，但从未去医院诊治服药，近来情况越来越严重，只得请假在家休息，但仍呕吐不止，不得不由家人陪同来访。

　　一般检查：血压正常，脉缓，舌红、苔白腻，中等身材，体重约 65kg，但面容憔悴，神疲力倦。

　　眼像检查：胃区、球结膜血管呈树干状增生，色绛，粗大，睑结膜出现紫色沉润（图 8-5）。

　　辨证立法：寒痰郁结，胃气上逆。

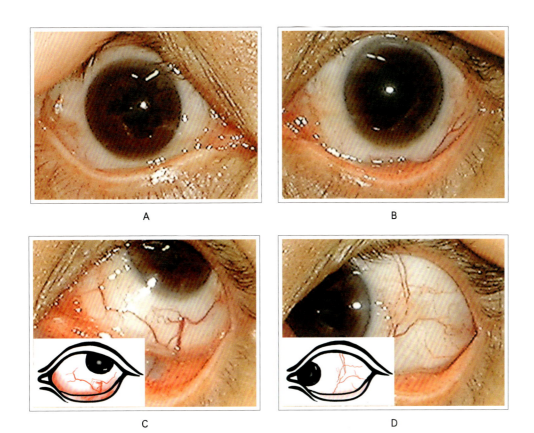

A   B

C   D

图 8-5

治宜：降逆止呕，温中健胃。

A 方以保和丸加减：半夏、生姜各 10g，陈皮 6g，神曲、麦芽各 15g，香附、高良姜各 10g，茯苓 12g，厚朴 6，3 剂。

B 方以四君子汤加味，益气养阴：党参 15g，白术 10g，茯苓 15g，炙甘草 3g，怀山药 18g，枸杞子 10g，百合 15g，石斛 12g，麦冬 10g。

以上各 3 剂，水煎内服，白天服 A 方，睡前服 B 方。

一周以后，患者与亲友 4 人一起来访，原以为她是来复诊，一问之下几乎不可思议。她告诉我们，以前她几个月来的症状，服完这 6 剂药后好像从未发生过那样消失了。饮食如常，服药后第二天便可照常到餐馆工作。这次她将老母亲及姐妹都带来给我们看诊。

案例讨论：没想到几剂并不显眼的中药能有如此神效，我们经过长时间的反复思考，并在 2009 年初采访、交流，初步感到患者在移民来美国之前，是农村中刻苦耐劳农妇，很少生病吃药，抵美后，一直在餐馆做杂工。在她看来，尽管时间长，但体能及体质良好，相比在农村的重体力劳动却轻很多，加上几十年来几乎未服食过西药。不存在药源性致病因素。患病原因是，她为了省钱养家，一是主动加班，疲劳过度。其次是长期食用餐馆提供的免费饭菜及饮料，整个饮食习惯和饮食结构发生了根本性变化，但年纪大了，胃肠功能难适应，久郁成疾。

大概是这个原因，患者虽为内邪所伤，但正气犹盛，因此，药到病除。虽然其眼像凶猛，但不属于长期生活在城市中所发现的胃癌症状，可以说是似癌非癌也。

五、痞满、慢性胃炎

中医说的痞，是指中焦寒热交织成积，痰湿停滞而至胃脘窒塞不舒。临床表现主要是心下痞满，饮食不化，神疲力倦，大便不畅，大致相当于西医讲的慢性胃炎之类病状。

案例：Anna，女，1954年出生，已婚，有2子女，西班牙裔，居宾夕法尼亚州，职业女性。

2007年10月3日初诊。主诉：头痛、腰痛、胃及下腹部胀痛，呕吐、疲倦，睡眠困难、头晕，手指无力，排便困难，有糖尿病史，胆固醇高。

一般检查：舌淡红、中裂，脉细弱。血压110/65mmHg。

眼像检查：巩结膜脂肪层厚，虹膜缘7点处褐色斑块，胃区环状血管增生（图8-6）。

辨证立法：胃气衰弱，痞满。

治宜：消痞化积，健脾胃。

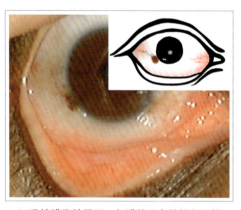

A.巩结膜脂肪层厚，虹膜缘7点处褐色斑块

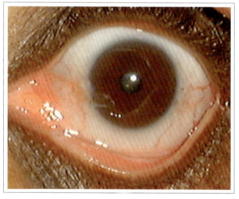

B

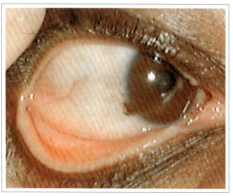

C

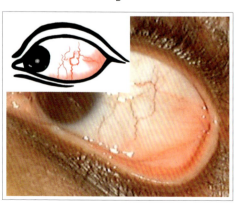

D.胃区环状血管增生

图8-6

A 方拟半夏泻心汤加减：半夏 3g，厚朴、陈皮、黄连各 6g，黄柏 10g，吴
茱萸 2g，党参 15g，白术 12g，炙甘草 3g，枳壳 10g，麦芽 10g。4 剂。

B 方：天王补心丹 3 剂，以补心肾、养阴（血）安神。

2007 年 10 月 17 日再诊，胃腹闷胀明显缓和，但大便仍困难。拟 A 方加枳
壳 6g，槐花 10g，吴茱萸加至 3g。4 剂。B 方再加入太子参 10g。3 剂。

2007 年 10 月 27 日三诊，大便仍困难，拟 A 方增液承气汤加味，以润通下
焦、清湿热：生大黄 6g，厚朴 10g，杏仁 10g，肉苁蓉 15g，甘草 3g。3 剂。B
方四君子汤加黄芪 12g，神曲、麦芽、鸡内金各 10g，砂仁 3g，山楂 10g，以健
脾胃消积滞。10 剂。

2007 年 11 月 20 日回诊时，Anna 带着她的亲朋好友一共 5 人来访。她说：
"中医实在太令我感动了，现在每天都有正常排便，胸口突然感到通畅无阻，食
多了反而减了重，睡眠也好多了。他们听到我有这样的感受也想来请中国医生检
查一下。"中医有一个惯例，就是"效不更方"，我以前也讲过。这次见她有如此
的良好效果，也自然不需要再改动原方了。

案例讨论：以上两个（四、五）案例都属于同一个年龄层次的女性，但属两
个不同类型文化、不同饮食习惯、不同社会生活方式的职业女性。以目前中国情
况来看，在改革开放后的 30 年中，人们的饮食结构和饮食习惯也正处于类似从
前者到后者的转型过程中，希望中老年朋友不要忽视这方面的保健，否则也会为
自己带来数不尽的烦恼。

六、胃气损伤

案例：郭女士，是从中国东南沿海农村较早来美的移民，1958 年出生。

初诊时正好是暑假，其中一个女儿快要在美国办婚事了，她常常在纽约与家
乡之间来来往往。自诉在家乡这段时间约 1 个月，起初一切都如常，但临回美之
前觉得有点消化不良，常常一天去几次厕所。回美后情况急剧恶化，到过医院诊
治，但毫无好转迹象，于是想改用中药试试看。

一般检查：脉象寸滑，尺关缓、细、沉，舌苔白腻。

眼像检查：下巩结膜瘀血性充血，显示胃区炎症；下眼睑脂肪层增厚（图 8-7）。

辨证立法：脾胃湿伤，痰饮内阻，属枳实消痞丸之证。

治宜：理气消痞，祛湿健脾。

A 方：黄芪 10g，党参、白术各 15g，苍术、厚朴、枳实各 6g，神曲、麦芽、
山楂各 15g，半夏 10g，陈皮 5g。健脾消滞。

B 方用暖肝煎加减：当归 10g，枸杞子 12g，乌药、沉香各 10g，肉桂 3g，
小茴香 10g，茯苓 15g，柴胡 10g。

以上各 3 剂，水煎内服，分上、下午服用。

2007 年 7 月 25 日复诊，由于患者本人陈述的主观感觉难以准确表达，只能
以眼像及舌诊作依据，发现患者的症状已出现明显改善，即以初诊 A 方加知母
10g，鸡内金 10g。B 方不变。各 3 剂。

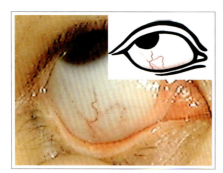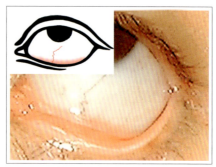

A、B.巩结膜瘀血性充血

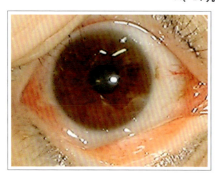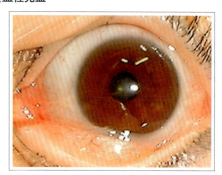

C、D.下眼睑脂肪层增厚

图8-7

　　2007年8月1日三诊，A方仍不变；B方以小柴胡汤加枳壳10g，神曲15g，肉豆蔻10g，以调和肝胃。各3剂后，仍以暖肝煎加以加强行瘀破滞、除痰健胃。

　　几天以后，患者专程上门告知，她现在出席其女儿的婚宴已没有什么问题了，并送上在纽约地区流行的结婚饼卡，以示谢意，虽然提领的西饼店离我们这里不算远，但交通不便，至今只能留作纪念了。

七、滞胀、肥胖症

　　案例：玛丽达，女，65岁，有色人种，美国国务院公务员，住华盛顿DC。

　　2008年12月26日初诊。主诉：腹胀，腹痛，每天要大便3次以上，多气，年内已由医院洗肠6次，但仍未见显著改善，体重仍在增加，不论白天或晚上均感头痛、疲倦，睡眠时鼻鼾如雷鸣，咳嗽、痰多，腰痛。

　　一般检查：血压140/85mmHg，体重约103kg，身高约172cm。

　　眼像检查：外眦绛色充血，巩结膜浅蓝色；胃区波纹状充血，虹膜褐色浸润块粘连（6～7点处）；内眦角大面积绛色充血（图8-8）。

　　辨证立法：脾虚肾湿。

　　治宜：健肾利湿，益气消积。

　　A方：茵陈五苓散加党参15g，牛膝5g，杜仲15g。

　　B方以四君子汤加二陈汤：党参、白术、茯苓各15g，怀山药24g，厚朴10g，麦芽15g，半夏10g，陈皮3g。

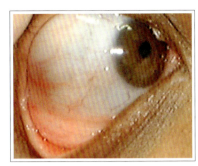 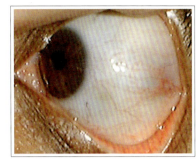

A、B.外眦绛色充血，巩结膜浅蓝色

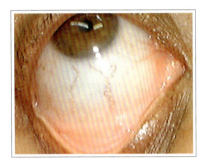 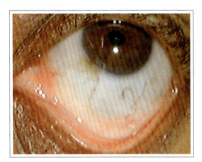

C、D.胃区波纹状充血

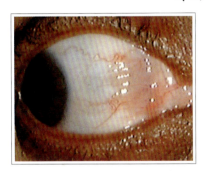 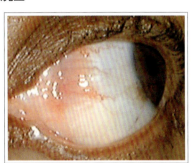

E、F.内眦角大面积绛色充血

图8-8

　　C方以当归四逆汤加味：当归、枳实各10g，青皮5g，白芍10g，白术15g，厚朴、苍术、党参各10g，炙甘草5g，去柴胡。

　　以上各5剂，按A、B、C顺序服用，每天1剂，上午、下午各半剂。患者公干来纽约，第3天专门上门告知，第一次服药后，腹胀即明显改善。15天后，从华盛顿来电告知15剂中药已全部用完，情绪高涨，她自觉这半个月来腰痛明显改善，胀气大大减少，精力好，大便变软，容易排出，睡眠好。目前只是右脸部略见水肿，尚未彻底消除，要求我们参照前方用快件给她寄上半个月的中药。根据其来电反映，我们仅分别作了一些调整，A方加川断10g。B方加太子参10g，怀山药减至15g，陈皮改为6g。C方党参增至15g。

　　2009年2月26日患者专门从华盛顿来复诊。主诉：自我感觉良好，体重已减轻了3.6kg。眼像也相应获得显著改善，原方不变，继续用半个月中药。

案例讨论：中国人常说，"有钱难买老来瘦"，不少美国人也有同感。大概年轻时红肉食用过多，不但体脂积聚，而且五脏六腑气血功能也损伤，减肥难也。现在美国的西医科学方法是抽脂，大约3000美元1次（只能自费），另一种方法是灌肠。效果如何？可与中医对比。

八、便秘

老年性便秘是很常见的一种临床症状，其危害及其带来的痛苦，人人都有切身的体会。因此，市场上有关通便的中西成药品种非常繁多。仔细分析起来，有两大类，一类是肛肠手术后造成的损伤性便秘；另一类是整体脏腑功能失调产生的便秘。我们主要讲后一种便秘，而且是属于中老年患者以排便困难为主要特征的便秘。

由于产生便秘的原因很复杂，有年老力衰阴亏气弱的原因，也有肛肠系统本身功能退化的原因，还有自身饮食结构不合理的因素。因此，我们在一般情况下都不像减肥广告宣传的那样使用清泻剂，而主要按中医方法进行辨证疏通。

（一）习惯性便秘

案例：Diane.G，女，1948年出生，白种人，政府公务员（负责公众咨询业务），身高175cm左右，体重约60kg。

2008年11月22日初诊。主诉：年幼时家中没有厕所设备，想大便时只能强忍，直到成年已习惯成自然，经常一个月或至少10~15天才排便一次，而且要在医生帮助下才能成功。现在便秘情况也改善不大，而且半夜双脚有烧灼感、尿频、口干。

一般检查：只有寸脉，余未见，舌红少苔。血压：125/100mmHg。

眼像检查：巩结膜呈蓝、黄、褐混合色，瞳孔变形、细小，胃区网状充血（图8-9）。

辨证立法：心肾阴亏，津液不足。

治宜：清热解郁，滋肾润肠。

A方以四逆汤加味：柴胡12g，白芍18g，枳实10g，炙甘草6g，香附、虎杖、黑芝麻各10g，肉苁蓉、生薏苡仁各15g。

B方以小承气汤加麻子仁丸：生大黄（后下）、枳实、厚朴、黑芝麻、杏仁、郁李仁各10g，白芍15g。

以上各3剂，水煎内服，分上、下午服用。

半个月后来电告知，大便已基本上1天1次，有时2天1次。脚烧灼感消失，小便正常。至2009年1月追访，未见异常。

（二）湿郁、气虚便秘

案例：陈某，69岁，女，素食，华裔，居纽约。

2008年12月22日初诊。主诉：近日大便突然困难，4~5天才有少量排出，头眩。经服食通便丸仍无效，自觉肛门有垂脱感。

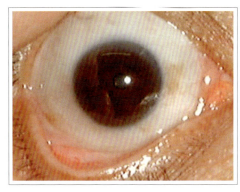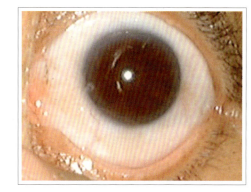

A.巩结膜呈蓝、黄、褐混合色，瞳孔变细

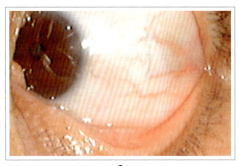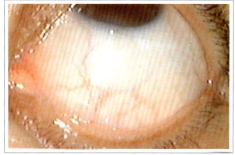

C   D.胃区网状充血

图8-9

一般检查：血压135/90mmHg，脉细、数，舌苔黄，质红，脸色青白。

眼像检查：瞳孔呈灰白色，内眦（肠区）浅黄色（图8-10）。

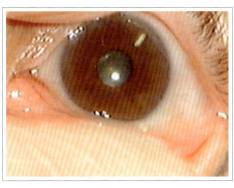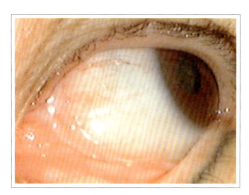

A.瞳孔灰白色   B.肠区浅黄色

图8-10

辨证立法：湿郁气弱，大肠湿热。

治宜：理气祛湿，养血润肠。

A方以五苓散加二陈汤加味：陈皮5g，半夏、泽泻、茯苓、白术、猪苓各10g，茵陈、党参各15g，甘草3g，杜仲15g。

B方：黄柏、苍术、厚朴、枳壳各10g，生薏苡仁15g，黑芝麻10g，木棉花 15g，槐花、当归、党参各 10g。

以上各 3 剂，水煎内服，分上、下午服用。

12 月 29 日再各 3 剂。2009 年初来电告之，每日排便已恢复正常。

（三）老年性便秘

案例：黄某，女，1931 年出生，华裔，退休工人，居纽约。

2007 年 5 月 23 日初诊。主诉：长期排便困难，脚软无力，睡眠困难。

一般检查：脉弦细，心动过速，舌苔薄白，血压大致正常。

眼像检查：有老人环，虹膜色淡，睑白，瞳孔灰浊，巩膜灰白（图 8-11）。

辨证立法：阳虚便秘。

治宜：温阳补气。

A 方以当归四逆汤加味：党参、当归各 10g，肉苁蓉 15g，黄精 12g，火麻仁 10g，附子 3g，干姜 6g，炙甘草 3g。

B 方：人参、五味子各 10g，麦冬 12g，酸枣仁、茯神各 15g。

以上各 3 剂，水煎内服，白天服 A 方，睡前服 B 方。

5 月 26 日复诊，A 方加厚朴 10g，细辛 3g。B 方加龙眼肉 10g，当归 6g，远志 5g，柏子仁 10g，木香 3g。1 个月后患者女儿亲自上门相告，大便已通畅，上楼行走双脚有力，睡眠可达 7 小时，中间仅 1 次小便。

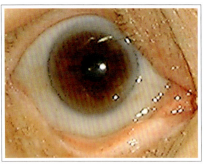

A

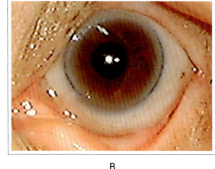

B

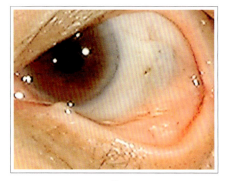

C

D

图 8-11

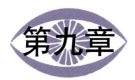

第九章

从肝肾辨证论治中老年人杂病

中西医学关于肝肾功能的概念差异

　　传统中医说的肝肾，同现代医学讲的肝肾，从解剖学观点来看，大致相同，但实际上两者从概念的内涵和外延上来看都存在很大差别。如果面对习惯于接受西医文化的患者时，就必须小心将概念加以转换，否则就会引起很大的误会。比如说，一个常常感到极度疲倦的患者向你咨询时，你说这是肝肾亏损，他会立即问：是否我有肝病？还是肾有病？要不要到医院做一次检查，做MRI还是超声波、CT好？当然不是那回事。如果患者在听解释后仍然不放心（美国人大多有保险，只要有要求都可以做，医院只管收费就是了），到医院从抽血到各种最新仪器检测都做过了，报告单上可能一切都如常。患者会对中西医都摸不着头脑，一方面自己感到实实在在疲劳不堪，干什么都懒洋洋，但医院检查又说一切数据正常，无病可治，无药可吃；而中医又说肝肾亏损，但又与医院的检查不一致？究竟相信谁？要看中医还是看西医？这是我们常常遇到的一种情形。

　　大体上来说，西医讲的肝肾，注重它的实体组织，中医则注重它的整体功能；西医注重它的单个生理功能，中医则注重它在整体中的平衡作用。中医关于肝的概念与功能既包括一部分消化系统，也有部分中枢神经系统、血液循环系统与内分泌系统的功能。例如，我们治疗一些女性月经失调，或者女性生殖系统一些常见病，常常使用从肝辨证的逍遥散或加味逍遥散就相当有效，柴胡疏肝散更能治疗好些患者的情绪变化。如果遇上这类症状患者，西医几乎都是给一些类似避孕药或镇静剂。而中医则通过辨证论治，调整其平衡关系，不需要多久就可让患者恢复健康。例如，如果在美国的医院检查数据中发现有高血压、高血糖、高胆固醇，医生几乎可以两三分钟之内开出足够您用一年的四五种药物，降压药更要终生服药。也许这样血压可以保持一个相对稳定状态，但其肾功能就会失去另一种平衡。如果中医师也按照这种处理方法，要求患者用中药长时间或终生服药的话，患者肯定转身就走了，这就是中西医的差别。肾的情况也一样，中医讲的肾，不仅是一个泌尿器官，而且还将它看做是人的"先天之本"，是人一身的精、气、神之所在，它的功能包括生殖泌尿系统、内分泌系统、一部分神经系统、甚至排泄以及运动系统的功能。

第二节

肝肾功能衰变的眼像图谱

图9-1中瞳孔颜色仅略见灰、蓝或混合色，虹膜缘周边有大小不一的褐色素环浸润，虹膜体色深，可见于各种肝肾虚损症状。图9-2中瞳孔都有灰、深蓝、黄色、白色，瞳孔大小不一，偏离，虹膜体内有各种瘀块，变形，周边有虹膜环，显示肾精、肝血严重亏损。

以上眼像所反映的中老年人疾病主要有：眩晕、睡眠障碍、糖尿病、肾结石、腰腿痛、前列腺肿大（或炎症或癌症）、尿失禁、骨质疏松、耳鸣、耳聋、老年性白内障、更年期综合征、阳痿、肥胖症、水肿以及部分神经系统疾病，包括痴呆（阿尔茨海默病）、抑郁症等。所有这些方面的常见病及相关症状，均可从肝肾辨证方面入手寻求有效的保健及治疗方法。

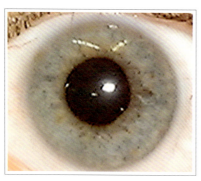

A

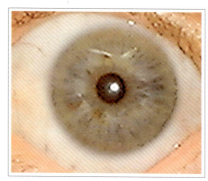

B

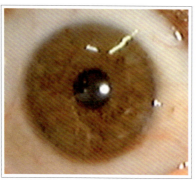

C

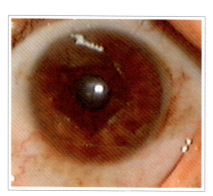

D

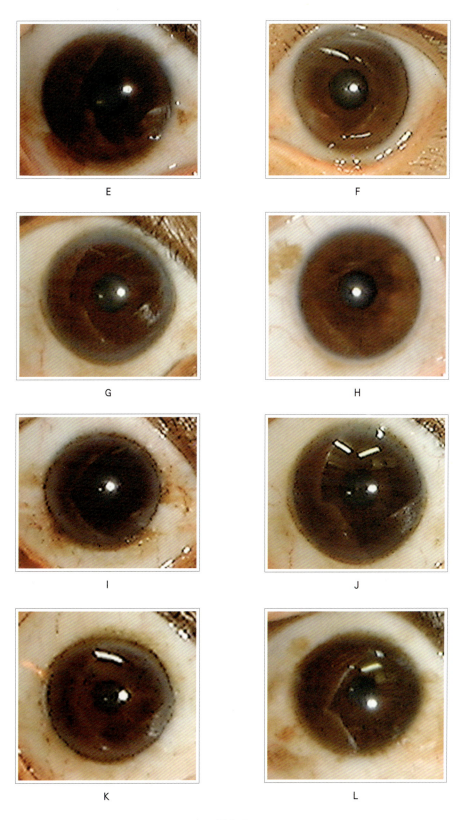

图 9-1

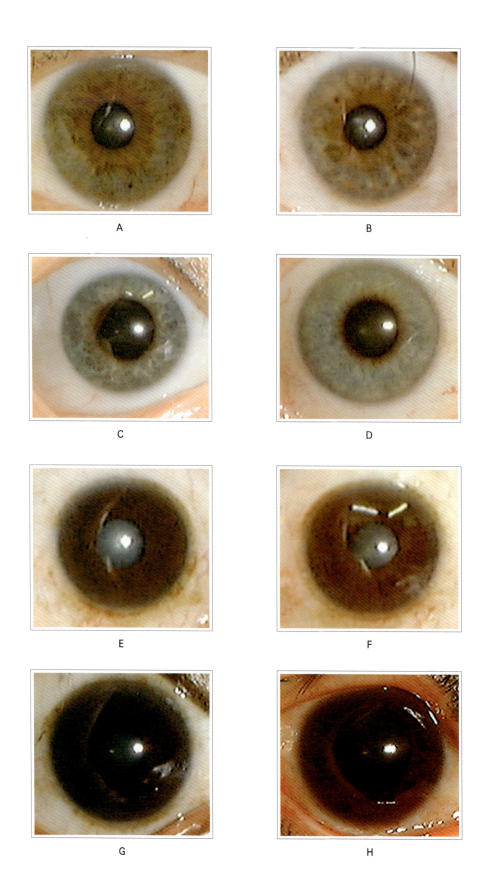

A

B

C

D

E

F

G

H

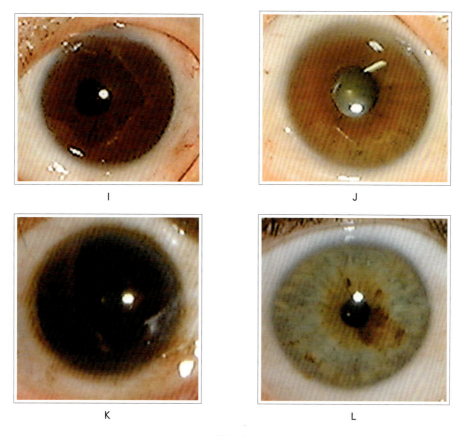

I   J

K   L

图9-2

从肝肾望眼辨证论治病案

一、眩晕

中医说的眩，是指眼前发黑，摇摆不定；晕，是似有天旋地转的状态，不过一般很难分得清是眩，还是晕，产生眩晕的原因很多，一般有（心）血虚，即贫血性眩晕，有耳源性眩晕，有肝肾不足引起的眩晕，后者常常伴有头痛、血压高，这三者的治法都不同，但在辨证论治中都离不开八纲（阴阳、表里、寒热、虚实）范畴。

案例1：利文.F，男，1945年出生，黑人。

主诉：有16年服用高血压药历史，15年前一直有服食大麻习惯，后已经停止。近几年经常发生眩晕，服药后血压仍在170/120mmHg，口苦，胃酸多，小便稍黄，大便稍硬，睡眠尚正常，口臭，夜尿两次。

一般检查：左关弦实，舌胖大、淡白、苔黄腻。

眼像检查：虹膜缘呈大面积棕褐色浸润，内环灰白，瞳孔小，黄至灰浊色（图9-3）。

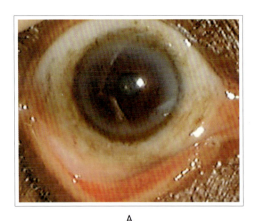 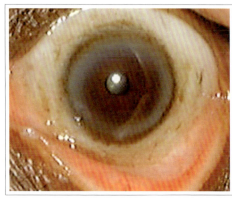

A   B

图 9-3

辨证立法：肝气郁结伤肾，精亏则脑失所养。

治宜：育阴平肝，清热降火。

方组：当归 10g，生地 15g，白芍 12g，牛膝、何首乌各 12g，杜仲 15g，川楝子 5g，茵陈 15g，麦芽 3g，牡蛎、龙骨各 15g。

按照八纲辨证，利文属于高血压眩晕中之实证，阴（肾）虚（肝）阳亢，很多人直接将此类眩晕等同为原发性高血压，血压一降，眩晕即止，指标颇为刚性，在许多情况下也为中医所效法。当然，从短期来看也不违背中医急则治其标原则，但作为一种顽固性的慢性病，特别是作为预防心血管病、中风、老年痴呆症等老年病来说，其着眼点应与现代医学有所不同，中医还是讲究治病求本。一方面可以避免一辈子服药，另一方面也可以消除自身的健康隐患。

案例2：奥格.K，女，44 岁，俄罗斯犹太人，居新泽西州，工程师。

2008 年 12 月 13 日初诊。主诉及病史：高血压近十年，不断变更多种降压药，血压仍然偏高，经常性眩晕，眼容易疲劳作痛，身感发热，失眠、汗多、疲倦。这次因丈夫近日接受中医药治疗心血管及胃肠病效果显著，她也想来这里试试中药。

一般检查：血压 150/95mmHg，脉沉细，重按稍长但弱，舌有齿印，苔黄，地图舌，中后部尤甚。

眼像检查：虹膜色素不均衡，瞳孔小，浑浊，睑结膜淡白（图 9-4）。

辨证立法：肝肾两虚，虚阳上窜。

治宜：滋肾养肝。

A 方：杞菊地黄丸加杜仲 10g，以滋肾养肝明目。

B 方：黄芪 12g，柴胡 6g，香附、当归各 10g，生地 15g，玄参、知母各 10g，黄芩 5g，和血疏肝清热。

以上各 3 剂，水煎内服，白天用 A 方，睡前用 B 方。

12 月 20 日复诊，睡眠好转，眩晕由每天 1 次减至 2~3 天 1 次。地图舌范围略缩小，大小便正常。拟原方基本不变，但 B 方去黄芩，加熟地 10g，杜仲、川

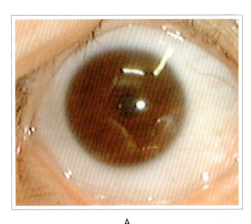
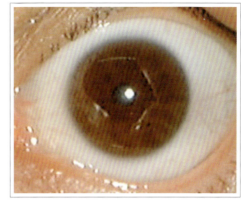

A   B

图9-4

断各6g，白芍、乌豆各10g。5剂。

12月27日三诊，脉沉实，血压135/90mmHg。拟加强降压：石决明、牡蛎各15g，白蒺藜、何首乌各10g，合欢皮3g，白芍10g，生地15g，远志5g，百合10g，香附3g，太子参、炒枣仁各10g。6剂。

2009年1月3日四诊，血压降至128/90mmHg，但睡眠状况仍未根本改善。考虑可能药量不足，拟将初诊A、B方再各6剂。

1月17日五诊，地图舌消失，头眩基本停止，血压降至125/85mmHg，睡眠正常。B方仍以初诊B方为主加杜仲、川断各6g，白芍、玄参各10g。A方以丹栀逍遥散加杜仲10g，女贞子、怀山药各15g，川断10g，以滋肾强阴，疏肝养血。以上各7剂。

2月7日六诊，血压115/80mmHg，未再出现眩晕，睡眠正常。

二、高血压

高血压可分为原发性高血压和继发性高血压，两者都以体循环动脉血压增高作为临床症状出现，不过，前者是以持续性增高为主要特征，并已伤及心、脑、肾等重要脏腑功能的一种全身性疾病，通常称为原发性高血压，后者是某些疾病如神经紧张、工作压力大、失眠或肥胖、疲劳过度等的其中一种症状，可称为症状性高血压。

案例1：保罗妮沙西.G，女，1927年出生，罗马尼亚裔，退休。

2009年2月18日初诊。主

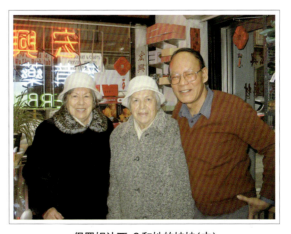

保罗妮沙西.G和她的妹妹(中)

诉：20年前做过肾上腺手术，2008年1月植牙时使用抗生素，觉得心跳快，胸闷，医院检查其病属"uncontrolable bloodpressure"（不可控制的血压）。血压常在170/80mmHg、70/50mmHg、60/47mmHg之间波动，来访之前一晚急升至247/80mmHg。经常感到有热从两胁部向上升至头面部，全头痛，脑鸣如高音蝉声，手脚冷，脚重，肿胀，大便难，夜眠易醒。

一般检查：脉缓实，舌淡紫、泡沫、镜面舌，血压150/70mmHg，行动缓慢，声音细小，面色稍见苍白。

眼像检查：双侧内眦上方血管增生，强度痉挛，显示脑血管严重痉挛，睑结膜缘淡白，提示贫血（图9-5）。

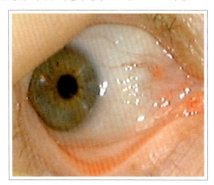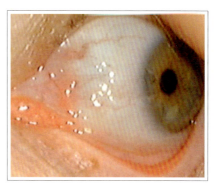

A、B.内眦上方血管增生，强度痉挛

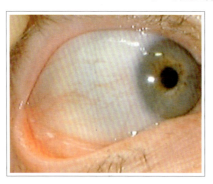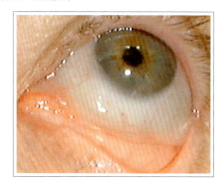

C、D.睑结膜淡白

图9-5

辨证立法：肾精衰弱，髓海空虚，虚阳上浮。

治宜：养阴潜阳，填精益肾。

方以肾气丸加味：熟地、生地各18g，山茱萸10g，女贞子、枸杞子各15g，附子、补骨脂、牛膝、茯苓各10g，川楝子5g，白术10g，龙骨、牡蛎各18g，磁石30g。3剂后，患者突然从医院打来电话说，她非常感谢我们给她的中药调理，她在服完3剂中药后，整体感觉比以往任何时候都好，无论睡眠、四肢及头面都没有以往那种症状，热从两胁部向上升至头面部的感觉消失，但不知什么原因，当她准备大雪天结束后再来复诊时，自己从每天量的血压中，发现指数奇高，虽然自我感觉舒服了，但还是不希望血压过高，又一次入院检查，医生说他也从未见过有那么高的血压，她说等稳定一些时再来复诊。

案例2：范某，男，75岁，马来西亚籍。专科跌打医生。

2009年2月18日初诊。主诉，血压偏高，最高曾至207/90mmHg，但食酸味食物即降，未见眩晕及其他相关症状，有腰及坐骨神经痛史。近日嗜睡，严重健忘，平生最喜食肥甘厚味。

一般检查：血压180/105mmHg，舌紫，苔白厚腻，脉弦、实，体格壮实，有力，但尿频（候诊半小时小便2次）。

眼像检查：瞳孔色灰黄，巩结膜及周边黄色黏状物弥漫，外眦充血略呈紫色，虹膜下缘褐色环浸润（图9-6）。

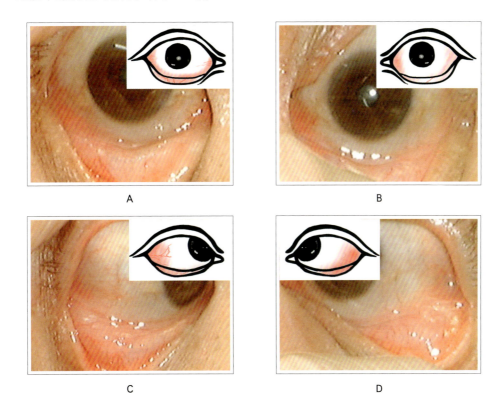

A

B

C

D

图9-6

辨证立法：心气耗散，心血不足。

治宜：补其心气，养心补脑，补肾养肝。

A方：白术、苍术各10g，茯苓12g，泽泻、大腹皮、半夏各10g，附子、干姜各5g，生薏苡仁12g，陈皮、肉豆蔻5g，健肾利湿。

B方：山茱萸、白芍各12g，枸杞子、丹参各10g，牛膝6g，杜仲15g，附子6g，优质肉桂3g，补骨脂、磁石各10g，牡蛎15g，槐花10g。滋肾养阴，引火归元。

以上各3剂后，血压尚稳定，但仍见心悸、疲劳。以右归丸和天王补心丹益心肾。至2009年4月3日观察，血压未见波动。

三、睡眠障碍

睡眠障碍临床上指失眠，包括医学上讲的失眠症（原发性失眠）和偶尔出现的失眠（各种非器质性因素产生的失眠），症状表现为难入睡与早醒。这种情况在当今的美国人当中非常普遍，几乎与肥胖症有关，许多患者睡眠障碍越严重，就越加肥胖。

案例1：钟某，男，1928年出生。

2009年1月9日初诊。主诉：3年多来，每晚睡至凌晨2~3点钟，必定会醒，醒后从未能再入睡。除此之外，还患有骨质疏松症，全身骨痛，身寒、夜尿多。

一般检查：整体健康状况尚佳，血压、胃纳及排便均正常。两脉弦快，苔白，话语表达清晰。

眼像检查：虹膜淡白，双侧外眦树枝状充血，瞳孔灰黄（图9-7）。

辨证立法：肝虚失眠。

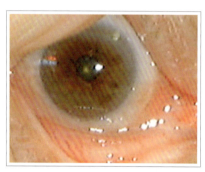
A.虹膜淡白，瞳孔灰黄

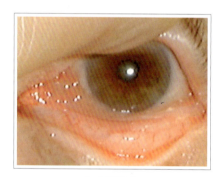
B.虹膜淡白

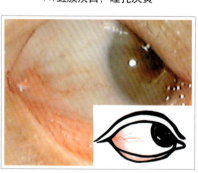

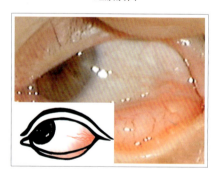

C、D.外眦树枝状充血

图9-7

治宜：养肝安神。

方以酸枣仁汤加四君子汤及四物汤加味：炒酸枣仁10g，川芎3g，茯神10g，炙甘草5g，当归、白芍各6g，生地10g，川楝子5g，枸杞子10g，柏子仁6g，龙骨、牡蛎各10g，麦芽6g，吴茱萸8分。3剂。患者反映，头2剂煎服时，忘

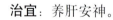

记遵嘱分两次服用，仅 1 剂 1 次服完，服后当晚及第二晚，从未有过如此熟睡，第三晚情况也大体如此，但小便由过去多变得细小，人有干燥感。见状再 3 剂，并反复叮嘱，每剂药分两个晚上服，同时每剂加入天门冬 15g，润燥。鉴于患者年事已高，只能点到即止。

案例 2：Ma.R.Y，女，1947 年出生，美国有色人种，教授助理，原居纽约，现移居亚特兰大。

2006 年 6 月 25 日初诊。患者的最初愿意是希望我们在她置换膝关节后，继续改善她的腿部肿痛。原因是手术后大半年内她仍然感到不能自由活动，长期下肢肿胀，出外必须使用医院特制支架。此外主诉心脏区一年前曾经发生过两次像肌肉抽搐那样的颤痛，近期也出现类似疼痛，但胸背区未见异常，眼视物昏花，长期难以入睡、早醒。

一般检查：血压 140/90mmHg，脉浮滑，舌白腻。形体高大，体重约 103kg，身高约 180cm。

眼像检查：巩结膜呈淡黄色、虹膜及双睑淡白，瞳孔混浊偏灰色，外眦角呈弥漫性充血（图 9-8）。

辨证立法：心（肝）血不足，神无所舍，血不荣筋，肾虚湿重。

治宜：养心安神，补肝明目。

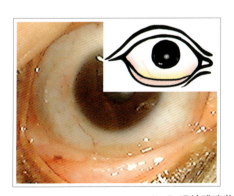 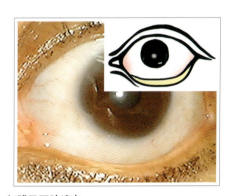

A、B.巩结膜淡黄色，虹膜及双睑淡白

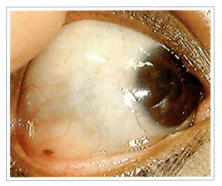 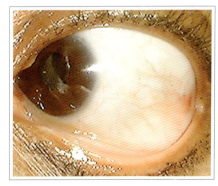

C、D.瞳孔混浊，外眦角弥漫性充血

图 9-8

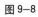

A 方以杞菊地黄丸加减：石斛、青葙子、白芍各 10g，密蒙花 6g。

B 方：生脉散加丹参 10g，石斛 12g，茯苓、灵芝各 15g。

以上各 6 剂，A 方每天服半剂，B 方睡前每服半剂。

半个月后患者复诊。她说行走支架仍随身带，但实际不需要了，平地行走并无什么障碍。她还告诉我一些意想不到的情况。服药后，左手指原来一直僵直不能动，以为废了，现在竟然活动自如，脚也消肿了，双眼视物正常。最令她感到欢欣雀跃的是她在这半个月来，每天晚上睡得像个新生婴儿那样（sleep like a baby），她认为这是上天再次给她带来的欢乐。

案例讨论：上述案例两位患者年龄相差近 20 岁，种族文化也相差很大，性别也不同，但受失眠症困扰并没有什么不同。前者失眠原因除了肝血虚外，还有心阴不足，思虑过度。后者则属于肝肾不足，神无所舍。二者之所以能在短时间内获得改善，其原因之一，是过去甚少服用中草药。只要对症处理，就会有药到病除的奇效。

案例 3：许某，女，58 岁，华裔，经理人。

2009 年 3 月 11 日初诊。主诉及病史：2007 年一次全身检查报告称，免疫功能低下，手指骨节疼痛，长期口干，眼涩，睡眠困难。两周前感冒后，鼻、面部均不适，有几天整晚不能入睡，头剧痛，明确要求中医药解决她的睡眠问题。由于患者只有 10 分钟时间就要离开，无法按常规诊治，也不能取眼像，徒手检查眼睛。发现其外眦伸延两条增生血管。

辨证立法：心阴不足，心肾不交，焦虑、紧张、失眠。

治宜：养心安神，和血滋阴。

方拟天王补心丹加减：麦冬、天冬各 10g，茯苓 15g，炒枣仁 10g，党参 15g，当归、生地、柏子仁各 10g，远志 3g，牡蛎 15g，石菖蒲 3g，合欢皮、夜交藤各 10g，3 剂，嘱每晚睡前分两次内服。

3 月 21 日复诊，患者告知，上次服药当晚即可入睡至天亮醒，连续 10 天均如此。今日特别抽空来复诊，并要求作全身调理。取像显示，除了右眼外眦的血管增生外，左眼也有一紫色血管增生，虹膜混浊（图 9-9），显示患者心血瘀，易产生心悸、失眠、头痛、手痹、腰痛、免疫功能下降等一系列类似更年期综合征现象。方拟 A 方在原方基础上加丹参 15g，加强活血祛瘀，养心安神。B 方以六味地黄丸加减滋肾养肝：菊花 6g，枸杞子 12g，怀山药 15g，山茱萸 12g，麦冬、熟地、生地、茯苓各 10g，石斛 12g，太子参 15g，麦冬、密蒙花各 10g。各 3 剂。

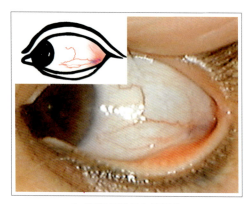

A.外眦有紫色血管增生

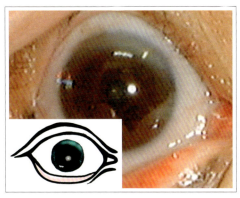
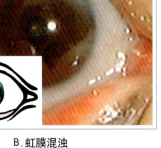

B.虹膜混浊　　　　　　　　　　　C.外眦有血管增生

图9—9

四、肝郁诸症

中医从证于肝郁的病症非常广泛，包括现代医学讲的脂肪肝、慢性肝炎、肝硬化、肝癌、胆结石及胆囊炎、高血压、胃肠功能紊乱、偏头痛、头眩、月经不调、焦虑、精神紧张、失眠症、耳鸣、耳聋、慢性疲劳、夜游症、关节炎、口腔炎、结膜炎、肥胖症、四肢麻痹、顽固性皮炎、咳嗽、囊肿、面疮、白带过多、吸毒等病症都可以从肝来辨证，或者以肝辨证为主治疗，效果都不错。

肝郁的眼像图谱

（1）气郁：虹膜周边出现密度不一、有颜色深浅不一的环状或半月环状色素浸润（图9—10）。

（2）血郁：虹膜色素深郁、有大小不一的块点状沉积物，色素密度不一（图9—11）。

（3）气血两郁：虹膜边缘及虹膜内均有(1)及（2）的特征，而且虹膜略见变形（图9—12）。

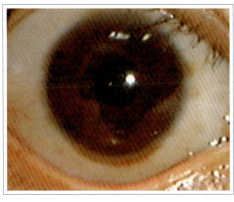
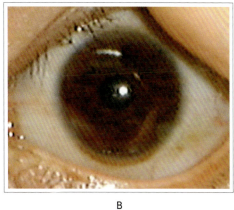

A　　　　　　　　　　　　　　　　B

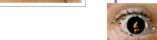

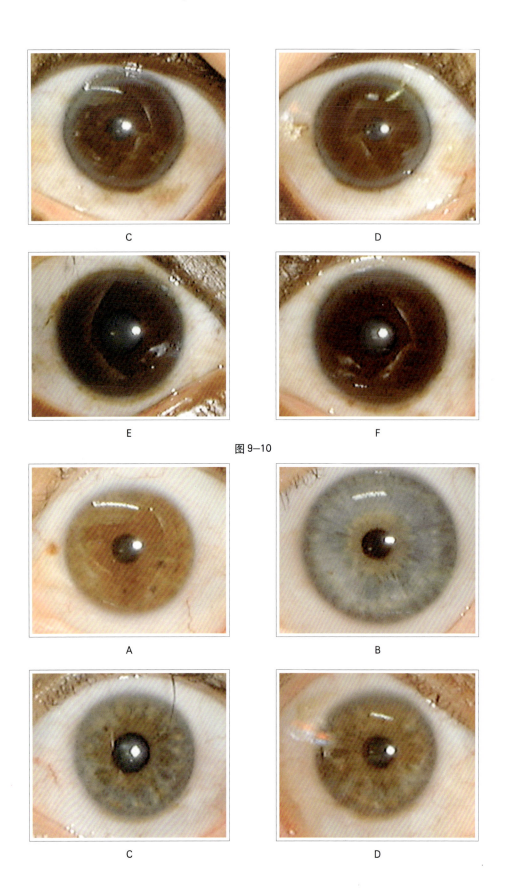

C

D

E

F

图 9—10

A

B

C

D

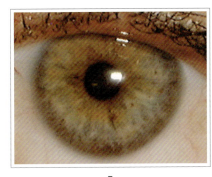

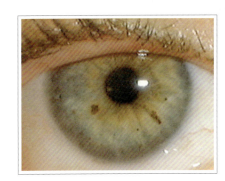

E

F

图 9-11

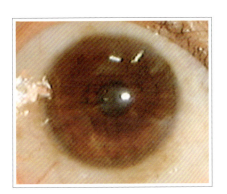

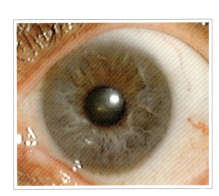

A

B.虹膜略变形

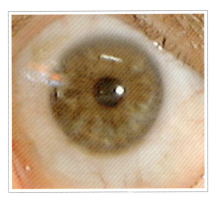

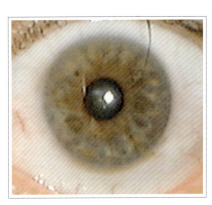

C、D.虹膜略变形

图 9-12

　　中医认为肝郁则生火，火热则必伤肾，中老年人尤甚。气郁的主要症状为头痛、咽干、口苦、胁痛、尿黄、经期乳房胀痛（女性）、经期提前，小腹痛、睾丸肿大（男性）、囊肿、易疲劳、难入睡、焦虑、紧张、血压不稳定、耳鸣、夜游、多梦、面疮等。

血郁的主要症状为疲劳、月经不调、胆固醇高、霉肿、激素分泌失调、手脚麻痹。

气血两郁的临床症状上述皆有之，但症状比较重一些。临床上可根据上述眼像图谱并结合临床特征，可选用大柴胡汤、小柴胡汤、柴胡疏肝散、逍遥散、四逆散、右归丸或左归丸、龙胆泻肝汤为主加减，非常有效。

案例1：秦某，男，45岁，华裔，服务业，居纽约。

2007年9月27日初诊。主诉：妻子患乳癌刚去世，在妻住院前后日夜操劳，精神焦虑紧张，心疲力竭，夜间严重失眠，白天全身无力，双腿尤甚，口干，自汗，痔疮，小便不利，无法正常生活和工作。医院检查一切数据正常，建议找精神科医生或心理医生诊治，患者坚决拒绝医生的建议，转向中医治疗。

一般检查：脉沉细、弦，舌齿印，舌红少苔。

眼像检查：虹膜缘棕色半月环状沉润，瞳孔细，浅灰（图9-13）。

辨证立法：肝郁气滞，肾水不足。

治宜：滋肾养肝，疏肝解热。

A方：牛车肾气丸。

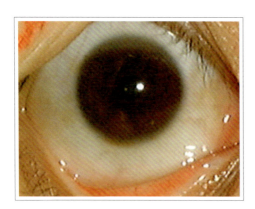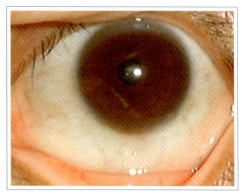

图9-13

B方拟甘露饮加减：麦冬、天冬各12g，生地、熟地各10g，枳壳6g，枇杷叶10g，石斛12g，黄芩10g，怀山药、党参各15g，白芍、槐花各10g。

以上各3剂，每天上午A方1剂，下午B方1剂。

9月29日复诊，主诉口干明显减少，能睡至5~6小时，疲劳大减。原A方加柴胡、菊花各10g。B方改为右归丸加减：杜仲、枸杞子各15g，怀山药18g，山茱萸10g，优质肉桂、制附子各3g，熟地15g。

10月6日三诊，病情继续好转，进食及睡眠已趋向正常。A方以四逆散加减：柴胡、白芍各10g，枳壳、郁金各6g，石斛、枸杞子、山茱萸各10g，麦芽15g，川楝子5g。B方同复诊时所拟不变。

10月19日四诊：下午感到疲倦，睡眠很好，口仍干，痔疮还痛。参照初诊A

方加沙参10g。B方去牛膝、车前子。一方面清中焦虚热，一方面补下焦肾阳不足。

11月3日五诊，在四诊A方中加入鸡内金10g，决明子、茵陈各15g。B方不变。

3月10日六诊，经医院检查发现胆固醇指数为240，余未见异常。拟以理气健脾化湿之方10剂。至此，患者自觉健康状况已恢复正常，遂停药前往台湾地区旅游度假。

案例2：叶某，男，44岁，祖籍台湾地区，美国公司管理人员，未婚。

2008年9月25日初诊。病史：2年前做过肾上腺手术。主诉：烟酒过多，长期睡眠不足，自觉极度疲倦，右手微汗，小便黄赤，胃纳差，咽干口苦，大便多数两天一行，有痰，失眠，肩背拉痛，腰痛。

一般检查：右脉弦细硬，左部弦细弱，舌质红、微紫色，苔白腻。血压110/90mmHg。

眼像检查：虹膜全月环褐色素沉润，瞳孔可见灰褐色（图9-14）。

辨证立法：肝失疏泄，热聚湿郁。

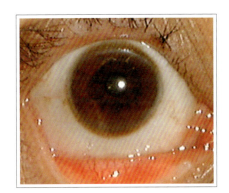 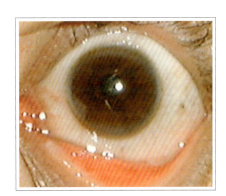

2008年9月25日初诊眼像

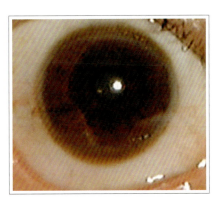 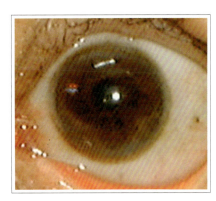

2009年2月12日复诊眼像

图9-14

治宜：拟疏肝解郁，清热祛湿。

A方以补中益气汤加味扶正祛（内）邪，改善脾胃：黄芪、党参各15g，白

受，大多靠眼像来判断与处理。

眼像检查：虹膜体略呈扁平，虹膜本部呈深黑色，毫无光泽，虹膜缘 11～2 点处有白膜下沉，5～8 点处呈半月环状棕色浸润，瞳孔色素混浊（图 9-15）。

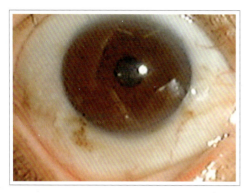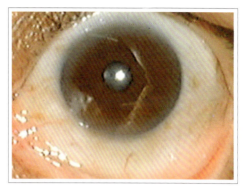

2007 年 7 月 29 日初诊眼像

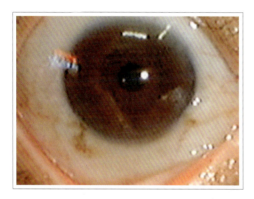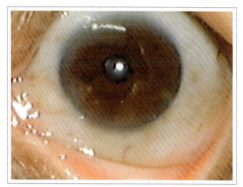

2009 年 3 月 1 日复诊眼像

图 9-15

辨证立法：肝气血两郁，血滞气虚，大致相当于西医说的肝硬化，是肝郁的重症。

治宜：理气疏肝，健胃祛湿，固本培元。

方组：柴胡 18g，黄芩 10g，半夏 12g，生姜、郁金、香附各 10g，党参 15g，厚朴 10g，大枣 10 枚，三棱、莪术各 5g，丹参 10g，锁阳 12g，黄芪 10g，另加北京同仁堂产十全大补丸两盒。

2009 年 2 月 1 日复诊。主诉：自从上次初诊用药后，一切都好转。现在大小便一直都正常，胃口好，稍见口苦，但睡眠每晚至凌晨 2 点 30 分便醒，有时腰胁作痛，检查脉缓、沉，舌红稍紫，苔薄，血压 110/70mmHg。证属肾阳不足，肝郁内热。

A 方：柴胡、黄芩各 10g，栀子 5g，郁金 10g，茵陈 15g，半夏、瓜蒌仁各

10g，锁阳 12g，附子 8g，川断 10g，黄芪 12g，7 剂。清热壮阳。

　　B 方：柴胡、黄芩各 10g，牡蛎 15g，夏枯草 10g，鳖甲 6g，附子 8g，党参 15g，黄芪 12g，白术 15g，浙贝母 10g，7 剂，旨在软坚解郁，补气培元。

　　2009 年 3 月 1 日再诊。主诉：精神状态良好，每天工作 10 小时从未感到疲劳，眼像也发生变化，虹膜由椭圆转为较正圆。

　　案例 4：刘某，女，48 岁，有一子女。银行职员，华裔，居纽约。

　　2008 年 12 月 20 日初诊。病史：17 年前开始洗肾，10 年前换肾。经期小腹、胸胁胀痛，近日发现有异常。平时容易感冒，两个月前体检发现左乳房有直径 3cm 大的硬块，性质未确定，抬手觉牵痛，给予抗生素一个多月无任何效果，反而日趋严重，医生建议抽样抹片检查，可能要开刀切除。患者心怀恐惧，希望能改为中医处理。目前服用的西药有抗过敏丸、高血压药、抗排斥药。

　　一般检查：血压大致正常，舌苔厚腻，脉沉缓，面部及下肢水肿。

　　眼像检查：虹膜略见变形，左眼内眦上角血管异常增生，虹膜缘 4～7 点处有半月环棕色浸润，瞳孔色素混浊及一边瞳孔略小（图 9-16）。

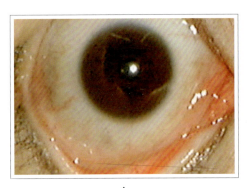

A

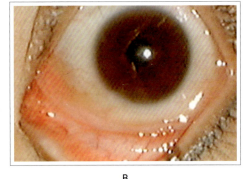

B

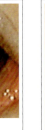

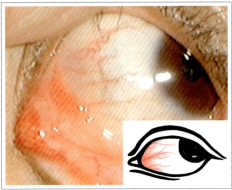

C

D

图 9-16

辨证立法：肝气郁结，厥阴受阻。

治宜：疏肝解郁，除痰散结。

A 方：柴胡、白芍各 10g，枳壳 12g，青皮 6g，半夏 10g，党参 15g，郁金、玄胡各 6g，浙贝母、黄芩各 10g，甘草 3g，当归 10g，疏肝解郁。

B 方：茵陈五苓散加丹皮 6g，怀山药 15g，附子 3g，利湿消肿。

以上各 4 剂，每天上午服 A 方，下午服 B 方。

12 月 24 日复诊。主诉：感觉痛减，睡眠好转，目测面部及双脚水肿消退。按"效不更方"原则，再各 4 剂，但 B 方加巴戟天 10g，A 方加海星 10g。

12 月 31 日，乳房痛大减，A 方加猫爪草 10g，10 剂。每日 1 剂。

2009 年 1 月 10 日月经来潮，比过去推迟时间缩短至 4 天，来经血量正常，再未见小腹、腰胁胀痛，走路已没有喘息。自觉乳房硬块已明显收缩，患者自信心大增。

2009 年 1 月 21 日牛年春节，应要求再给予 A、B 方各 7 剂。春节后患者来电称，经检测，乳房肿块已消失，无须任何手术。

五、肝虚肾亏

肝虚肾亏，有时中医辨证也称肝肾不足或肝肾两虚，总之是肝肾功能均虚。中老年人进入 50 岁以后在肝肾功能退化过程中出现各种体征非常明显。首先是视力功能衰退，耳鸣、耳聋，血糖高，牙齿及骨质开始疏松，头发脱落，皮肤干燥，进入更年期后性功能减退，不少人开始感到精力不足、容易感冒、记忆力减退，吃得少但腹部已出现"将军肚"（或"啤酒肚"），西医讲的运动系统，从颈椎到脊椎，双膝及至脚后跟都发现有骨质增生，不是酸软就是疼痛、水肿，严重时不能走路，男性的前列腺明显增生，小便艰涩等，大体上相当于西医讲的内分泌及代谢功能障碍的病症，不一而足。

肝肾两虚的眼像见图 9-17。

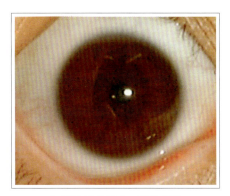
A.瞳孔异常细小，黄色点状

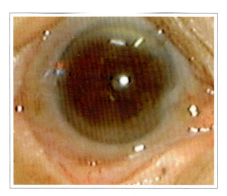
B.瞳孔小而灰，虹膜色深

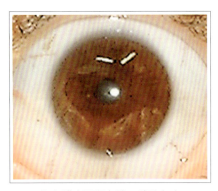

C.虹膜大面积色淡，瞳孔灰小

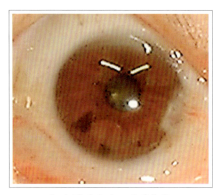

D.虹膜内有瘀，瞳孔色黄

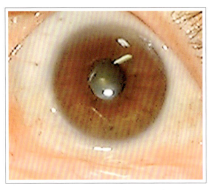

E.瞳孔色灰，虹膜下缘淡白

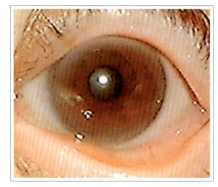

F.瞳孔灰黄，虹膜9点处色淡

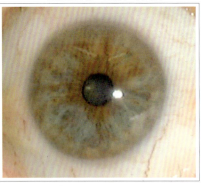

G.瞳孔小，虹膜局部色素异常

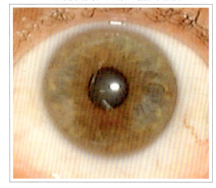

H.虹膜局部色素异常

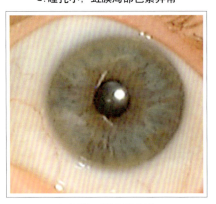

I.虹膜、瞳孔皆变形

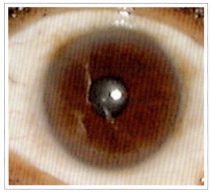

J.瞳孔灰浊，角膜缘褐色素浸润

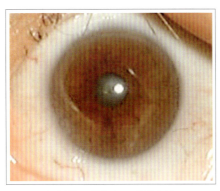
K.虹膜环状灰白，瞳孔灰浊

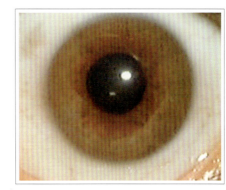
L.瞳孔扩张

图9-17

六、糖尿病

糖尿病中医称为消渴、消瘅或三消症。以易饿、饮水多、尿多，阴虚内热为主要临床特征。正如其他一些病症和病谱一样，由于现代人的生活方式，特别是饮食方式和食物结构急剧改变，滥用各种药物和毒品流行，症状已变得复杂化，只能依靠辨证方法论治，不能千篇一律要求禁食、低糖、注射胰岛素等方法来处理。一代名医祝谌予教授是国内糖尿病首屈一指的临床辨证论治专家，他认为此病多属气阴两虚、脾肾不足，在临床上总结了一系列成功经验。本书作者从实践中，通过望眼辨证，主要从证于肝肾，也是殊途同归。

案例：Paula.S，女，1966年出生，有色人种，职业女性，已婚，有一孩。

2008年9月10日初诊。主诉：视物模糊，头痛、头晕欲吐，口干欲饮，月经提早，带下白稠、味腥臭，腹股沟作痛，困倦异常。

一般检查：两关弦，舌红，黄白苔厚腻，血压130/80mmHg，体味浓郁，体胖。

眼像检查：双眼瞳孔呈瓜子仁状，黄灰褐色，虹膜色素呈不均匀分布，色淡红与灰黑色交织（图9-18）。

辨证立法：中焦气滞，下焦湿热，上焦浊气上升，证属肝（阴）虚肾（阳）亏。

治宜：芳香化浊，清热祛湿，补肝肾。

A方：柴胡2g，黄芩、玄参各10g，怀山药15g，天花粉12g，葛根10g，黄芪18g，苍术10g，白术、藿香各10g，槟榔12g，陈皮6g，枸杞子15g。

B方：黄芩10g，黄连3g，半夏12g，干姜10g，党参15g，大枣3枚，生甘草10g。

以上各3剂，水煎内服，白天服A方，睡前服B方。

9月20日复诊，白带显著减少，头晕、头痛减轻，未见口苦作呕。拟去初诊B方，以A方为主调整：白术12g，苍术12g，加半夏10g，茯苓12g。单方6剂。

2009年2月12日三诊。患者告之，曾往医院检查，报告称是糖尿病眼病，但没有接受任何西药治疗，希望继续使用中药调治。

方组：柴胡、黄芩各10g，郁金6g，半夏、丹参、当归、白芍、白术各10g，

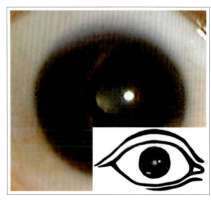

A.虹膜色素不均匀分布

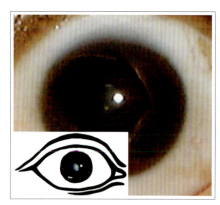

B.瞳孔瓜子仁状

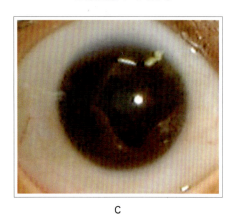

C

D

2009 年 2 月 12 日复诊眼像

图 9-18

黄连 5g，枸杞子、制附子、川断、补骨脂、厚朴各 10g。6 剂。每天服用 1 剂。

2009 年 4 月 28 日患者来电称，中药效力非常显著，皆因最近公司裁员，只得暂缓治疗。

七、肾结石

肾结石传统中医称为"石淋"。根据中医阴阳之说，体阴属生命的基本物质，体阳为维持生命活动之机能，形体有缺损，称为阴损；机能不全者为阳亏。石淋之形成，可能是由于肾阳亏而导致肾阴损之症也。

肾结石产生的直接原因可能与近代医学发达带来的副作用以及不良的饮食习惯和生活方式有关。目前比较流行的治疗方法，如果颗粒比较小的或碎沙状的，多嘱以大量饮水冲刷；如果较大，则多建议使用体外电震波碎石机将结石破碎后由尿道排出。姑且不论这种方法是否有副作用，特别是对于中老年人中的低收入患者来说，这种消费变得可望而不可即。

中医在这方面采用辨证论治方法，符合简便、有效、经济，又没有副作用的原则。

案例 1：Guy.P.，男，1956 年出生，巴西裔，商人，居纽约。

2008年6月26日初诊。主诉：腰、胃痛，右肩臂麻痹。经检查，右肾结石，直径8mm。

一般检查：脉右弦快，左弱，寸尤甚，舌淡，胖大，少苔，中裂有齿印。

眼像检查：双目瞳孔呈冬瓜子仁状，面积约为正常瞳孔大小的1/3,灰褐色。虹膜缘全月环色素浸润，双目外眦呈网状充血（图9-19）。

辨证立法：肾亏肝郁，积滞结石。

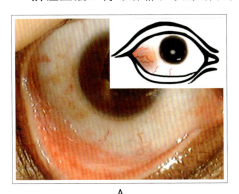 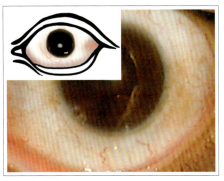

A   B

图9-19

治宜：健肾利水，理气排石。

A方：杜仲、山茱萸各15g，芡实18g，半夏12g，柏子仁、茯苓各15g，白芍10g，金钱草15g。9剂。

B方以四逆散加味：柴胡、白芍各12g，枳实、炙甘草、半夏各10g，黄连3g，黄芩10g，党参15g，干姜10g。5剂。1个月后电话随访，患者告之肾结石已在体内溶解，分3次排出体外。

案例2：RichS.，男，1964年出生，居费城，公务员，白种人。

2008年12月17日初诊。主诉：左肾被检测出有直径7mm肾结石，腰痛，尿血，已预约手术排石。后经友人介绍专程来纽约试用中药排石。

眼像检查：左眼瞳孔呈冬瓜子仁状，瞳孔小，色灰白（图9-20）。

辨证及治疗方药同案例1，但A方5剂，B方3剂。

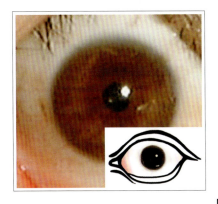 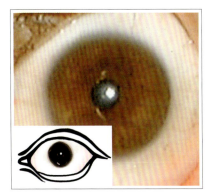

图9-20

2009年2月14日来电告之，服药后，未再见腰痛，结石呈沙状排出体外，已取消医生的手术预约。

八、尿频（糖尿症）

老年人由于肾气衰弱，组织器官功能退化，其中一个重要表现就是尿频，而且多发生在夜间。如果年龄70岁上下，每晚小便4～5次，那肯定是一种病状。这不但严重影响睡眠，而且还会引发其他不适。这在中老年人中是相当普遍的现象。

案例1：Nolan.P.W.，男，1929年出生，马里兰州人。

2008年7月3日初诊。主诉及病史：小便频数严重影响睡眠。高血糖有25年的历史，服高血压药有9年历史，装有心脏起搏器，脚肿。

一般检查：脉左部弦浮，重按则弱，舌淡红、黄腻、湿润。

眼像检查：瞳孔灰浊，虹膜色淡（图9－21）。

辨证立法：五脏皆虚，肾气尤衰，膀胱气化不利。

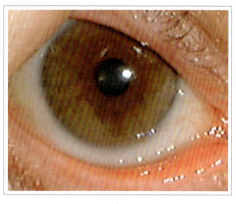 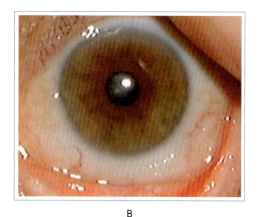

A　　　　　　　　　　　　　　　B

图9－21

治宜：强心补肾，扶阳化湿。

A方：芡实、怀山药各15g，山茱萸12g，白芍10g，附子6g，白术3g，枸杞子15g，龙骨、牡蛎各10g。

B方：人参10g，麦冬12g，五味子10g，桂枝6g，薤白10g，柏子仁12g，炙甘草6g，瓜蒌15g。以上各7剂。

2008年7月25日复诊。主诉：小便已由每晚5次转为2～3次。脚肿消，睡眠可至6小时。拟原方再用，但A方加补骨脂10g，B方去桂枝、瓜蒌、柏子仁、炙甘草、薤白，加附子10g，白芍10g，白术12g，茯苓15g，生姜10g。

2008年8月11日三诊，血压稳定，胃纳佳，睡眠正常，大便正常，口不渴，夜间小便仍为2～3次。脉状右寸弱，关弦，左关弦，寸弱。舌淡红，灰黄苔。

A方：柴胡15g，半夏、黄芩各10g，党参15g，炙甘草、桂枝各10g，茯苓

12g，白术10g。

B方：附子、白术、白芍各10g，茯苓12g，吉林红参10g，生姜3片，桂枝、薤白、半夏各10g，柏子仁12g。

C方：附子6g，天仙茅、淫羊藿各10g，杜仲、枸杞子、菟丝子各15g，怀山药12g，熟地18g，山茱萸12g。

以上各5剂，按顺序内服。

2009年2月15日电话追踪，尿频未见复发，每晚一般为2次，健康如常。

案例2：Lurluue.W.，女，67岁，有色人种，居纽约，退休。

2008年4月19日初诊。主诉及病史：小便频数清长，经常性眩晕，血压150/100mmHg左右，已有10年历史，其余还有高血糖（400指数），高胆固醇，双脚麻痹，膝盖痛，口干欲饮，早醒，心跳较快，胃口大，饮水多，尿多，眼昏蒙，气促，疲倦，便秘。目前每天服用西药共有8种，包括两种降压药、心脏药，两种抗糖尿病药及注射胰岛素，降胆固醇药，维生素，钙片。

一般检查：两寸脉皆可触及，慢，双侧尺细弱，舌质淡红，苔白薄。血压165/105mmHg。肥胖、体味大。

眼像检查：瞳孔小如芝麻，色黄。左眼白内障。睑结膜与巩结膜脂肪层增厚（图9-22）。患者深知自己身体健康状况不佳，西药服用越来越多，但健康状况未见改善，希望能用中药作整体调理，目前最令她苦恼的是小便多，外出非常不方便，夜间睡眠也大受影响。

辨证立法：肾阳虚，消渴尿频。

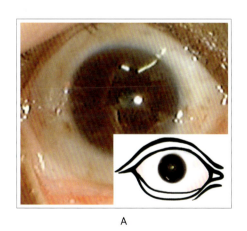
A

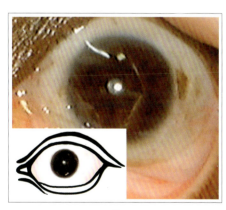
B

图9-22

治宜：拟化气利水，滋肾养肝。

A方为五苓散。

B方：熟地15g，麦冬12g，枸杞子15g，淫羊藿、补骨脂、附子、白术各10g，黄芪15g。

以上各5剂。

4月30日再诊，小便明显减少，只发生过1次眩晕。腰痛减轻，口渴减少，食量减少，大便改善。经过对比中西药的效果后，她自行决定停服所有的西药，令我们感到震惊。据此情况，决定A方五苓散不变，B方加肉苁蓉15g，麦冬改为15g，川断10g，桑寄生15g。

A方为7剂，B方为6剂。

2008年5月19日三诊，血压150/100mmHg，小便次数正常。考虑其血糖仍比较高，气短脉微。重点转向补心气，养心血，滋肾养肝。

A方：吉林人参10g，麦冬15g，五味子、丹参、柏子仁、炒枣仁各10g，生地、百合各15g，远志3g，当归10g。

B方：附子12g，淫羊藿10g，枸杞子、熟地各15g，黄芪、苍术、天花粉、玄参、补骨脂各12g，党参10g。

以上各7剂。

7月14日五诊，血压已降至155/80mmHg，但大便仍硬结，心跳仍略快，时见口渴，拟加强滋阴清热，润燥，补肾。

分设A、B、C、D四方：A方右归丸补肾，8剂；B方麻子仁丸润肠通便，8剂；C方仍用三诊A方8剂；D方以麦门冬汤加石斛，5剂，降逆除痰，滋阴。

患者对这4个多月的中医药治疗效果非常满意。

九、老年性腰腿痛

1.腰腿痛的概念和特点

随着年龄增长，尤其是在50岁以后，常常引发中老年人腰腿痛的骨质增生，是人体骨骼关节周围软组织老化（钙化）的一种生理现象，一般称为关节炎，如果发生在腰椎则称腰椎关节炎（骨质增生性关节炎），如果在膝关节则又称为膝关节炎，发生在肩关节成为肩关节炎。但都不属于菌性炎症，这只是关节软组织提前老化、退行性变化表现。X光或MRI检查也许会发现有骨质增生，但骨质疏松之类症状，抗生素治疗基本无效。

中医认为，肾主骨，骨的生长和老化均与肾气的盛衰有关。肝主筋（包括关节囊、韧带、肌腱），因此，肝肾虚亏、气血不足，是形成中老年人腰腿痛的主要原因。当然，西医讲的缺钙，以及外伤、劳损、风寒、湿邪乘虚而入也是一个因素。临床上患者多有酸、软、麻痹或胀、刺痛，严重时动则剧痛，不能转身、弯腰或侧身而卧等症状。

2.腰腿痛的一般眼像特征

腰腿痛多反映在瞳孔或虹膜上，表现为瞳孔变形、变小，虹膜变形、色素失盈等（图9-23）。

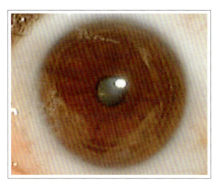

A.瞳孔小，瓜子仁状，虹膜色淡

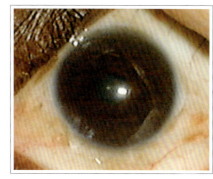

B.虹膜变形，瞳孔灰浊

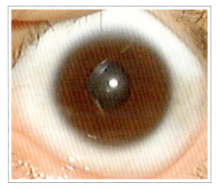

C.瞳孔不规则扩张

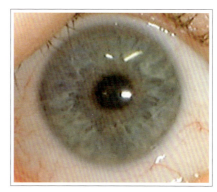

D.瞳孔变形

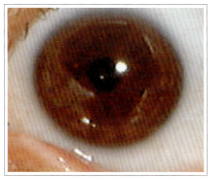

E.虹膜大面积色素失盈

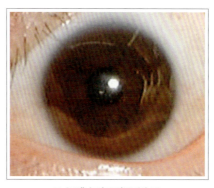

F.虹膜色素不规则失盈

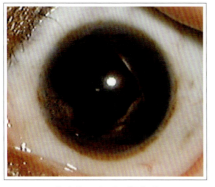

G.瞳孔小，变形，褐色素环

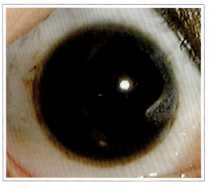

H.瞳孔小，变形，虹膜色深，全环状浸润

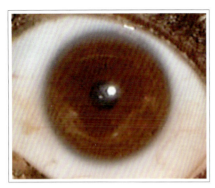

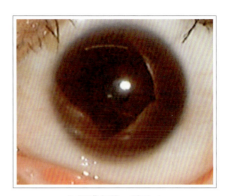

I.虹膜色淡　　　　　　　　　　J.虹膜色淡，瞳孔小

图 9-23

十、腰痛、腰椎间盘突出

案例：Woyc.B.，男，1948 年出生，刚好 60 岁，东欧裔，画家，英语不怎么熟练。结婚较晚，妻子 27 岁，英语流畅。

2007 年 10 月 13 日初诊。**主诉及病史**：他因要长时间站着作画，常觉腰膝酸痛，剧痛时会一直传感到右侧脚趾。最近医生检查发现腰椎间盘突出，除了给予止痛片和每周两次物理治疗外再没有其他办法，症状如故，已有半年停止工作。

一般检查：脉弦，重按无力，舌淡红、齿印。血压 140/95mmHg，服药时血压 130/90mmHg，体态特征如上述。

眼像检查：双侧瞳孔大小不一，虹膜略呈椭圆形，右侧虹膜有点状积瘀（图 9-24）。

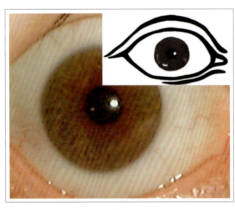

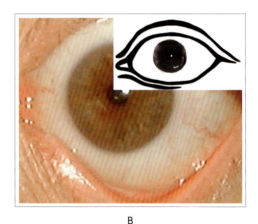

A　　　　　　　　　　　　　　　B

图 9-24

辨证立法：肝肾劳损，腰痛。

治宜：补肾壮腰，通络止痛。

初诊方拟以独活寄生汤加减为主：桑寄生 18g，独活 6g，金狗脊 15g，鸡血藤 30g，牛蒡子 15g，当归、川芎、姜黄各 10g，川断 15g，细辛 5g。7 剂。外加中成药（罗布麻）降压药。

10月20日复诊，血压125/80mmHg，痛减，拟原方加田七3g，丹参10g，玄胡10g。再7剂。

10月27日三诊，行走如常，未见疼痛，血压120/80mmHg。考虑到患者已开始进入老年，肾阳虚损，肝阴不足，遂拟新方调补下元之精、气、血。方拟：补骨脂12g，骨碎补、鸡血藤各15g，核桃10g，枸杞子、牛膝各10g，牛蒡子、杜仲各15g，木香5g，当归6g，细辛3g。7剂。外加北京同仁堂产"四藤素"两盒。每次加强剂5粒，每天分两次内服。

11月15日再诊，腰部已不感到疼痛，情况稳定。拟原方加入鹿角胶，每剂10g，为A方，7剂。考虑到患者已年过60岁，房劳损耗肝肾，拟滋阴壮阳。

B方拟逍遥散加味：柴胡、白芍、当归、白术各10g，茯苓、巴戟天各15g，锁阳12g，菟丝子15g，丹参、肉苁蓉各10g，川断12g。7剂。A、B方交叉使用，半月服完。此后，患者主观感觉整体健康已恢复，可以恢复工作，但经过半年后，又由于疲劳过度，加上感冒风寒，再次出现初诊时症状，疼时要卧床。遂以独活寄生汤加鹿角胶，每剂10g，外驱风寒，内补肝肾，舒筋活络止痛。

2008年5月14日再诊，参考初诊方加鹿茸片6g，川乌、草乌各6g，砂仁3g。

6月15日再诊，腰病消，血压110/80mmHg，大便正常，自觉工作精力如昔，遂停止服药。为了巩固疗效，嘱小心房劳，并给予"金匮肾气丸"及"四藤素"各5瓶以作保健性治疗，至今未见复发。

十一、脚痛

案例1：梅某，女，76岁，华裔，居纽约。

2009年2月15日初诊。主诉：3个月前突然右脚痛，位置从盆骨附近延伸至膝盖，动则痛，不动及晚上睡眠则完全不痛，也未见红肿。医院检查也未见异常，诊断为神经痛，给予坐骨神经丸、补骨丸、钙片，但3个月来完全无济于事，如今已不能外出。

检查与眼像：血压145/90mmHg，脉滑快，苔黄紫红，有服用降血压药历史，余未见异常。该患者虽已年高76岁，但总体健康状况佳。中医一般认为痛则不通，但其相反，动应是血脉流动加快而通，应不痛，现今反而痛。而且睡眠时更完全不痛，此属何因？经反复思辨，一种可能是动时关节局部钙化相互摩擦或如西医讲的骨质疏松引致疼痛；二是中医认为，由于肝血虚、血不荣筋而痛。经眼像检查，果然如此。从虹膜中发现在4～5点处出现一白色空档（图9-25），显示肝血不足，血不荣筋。另外，其一侧瞳孔晶状体已出现部分黄色，显示肾阴亏损，显示其精血不足以滋润其劳损之机体。

辨证立法：肝肾不足，筋腱损伤。

治宜：补肝肾，舒筋活络，止痛。

A方：桑寄生、金狗脊、川断各15g，牛膝6g，杜仲、黄精各15g，熟地10g，乳香、没药各5g，甘草3g。

B方：当归、川芎、丹参各10g，鸡血藤18g，枸杞子、党参各15g，络石

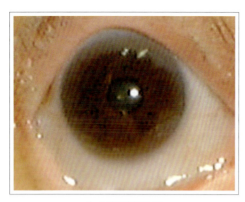
A.虹膜环状色淡

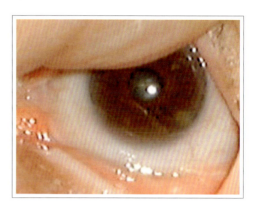
B.瞳孔灰浊

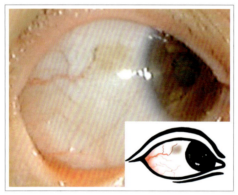
C.外眦上方血管巨大血管增生

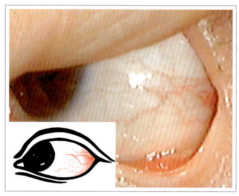
D.外眦角线状充血

图 9—25

藤、川木瓜各 10g。

以上各 2 剂，饭前、饭后 1 小时服用，每天上午、下午各服半剂。

复诊：药后略有改善，拟再方各 2 剂，但均加鹿茸每剂 15g。并建议再检测。3 月 5 日告知报告称：有严重骨质疏松，医生建议换人工关节，现还在考虑中。

案例 2：LA．Yusuf，男，1950 年出生，黑色人种，职业牧师，居纽约。

2007 年 6 月 30 日初诊。主诉：双脚疼痛，3 年来一直靠特殊助行器行走。余未见不适。

一般检查：左脉弱、快，右稍弱。舌胖、齿印，苔白，双脚未见关节肿胀及变形。血压 110/84mmHg。

眼像检查：巩结膜黄色脂肪层增厚（图 9—26）。

辨证立法：肝肾不足，腰膝冷（痹）痛。

治宜：补益肝肾、止痹痛。

A 方选独活寄生汤加减：桑寄生 18g，独活 10g，细辛 5g，桂枝、当归各 10g，熟地 12g，白芍 10g，川芎 8g，党参 15g，附子 6g，骨碎补 15g，牛膝 6g，杜仲 10g。4 剂。

B 方以党参 15g，白术、茯苓、半夏各 10g，陈皮 5g，砂仁、木香各 3g，炙

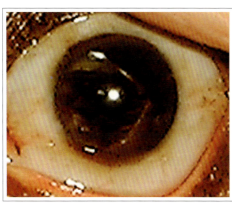
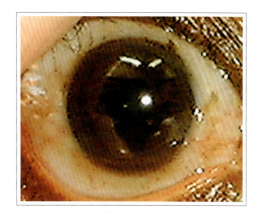

A．虹膜变形，角膜沿下方深色半月环　　　　B．虹膜色淡，分布不规则

图 9-26

甘草 6g，以开胃、祛湿痰。3 剂。

　　9 月 20 日复诊。主诉：痛大减，基本可以独立行动。胃口大开，睡眠正常。据此，A 方不变。B 方在原方基础上加入黄连 5g，黄柏 10g，茵陈 15g，茯苓由 10g 加至 15g。A 方 4 剂，B 方 3 剂。

　　11 月 17 日三诊：症状持续好转，无须助行器，自由行动，但走路时间长仍有气喘。治宜改善其心脏血液循环功能，拟 A 方补气温经络，东洋参 10g，麦冬 15g，五味子、丹参、薤白各 10g，全瓜蒌 15g，田七 3g，桂枝 6g。4 剂。B 方仍以初诊的 A 方加减 3 剂。

　　圣诞节前患者来电，他已完全可以自由行走，无疼痛，也不会喘气，并啧啧称之为东方医学之神功。

　　案例 3：黄某，女，67 岁，华裔，退休，居纽约。

　　2009 年 3 月 5 日初诊。主诉及病史：服用降血压药 7 年，近月来双脚胫骨附近（中医阳明经位置）处疼痛不止，止痛药无效。小便清长、胃纳一般。

　　一般检查：脉弦、寸弱，稍缓。舌质红，苔黄白厚腻。

　　眼像检查：瞳孔灰、黄褐色，偏细，内眦脂肪积聚，虹膜混浊不清（图 9-27）。

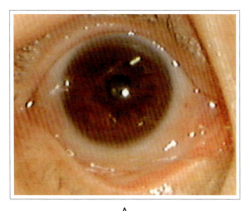
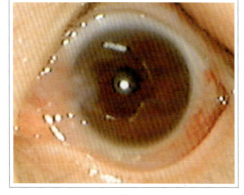

A　　　　　　　　　　　　　　B

图 9-27

辨证立法：脾虚水湿，气化不力。

治宜：实脾利水，消肿止痛。

A方取实脾饮：附子、干姜各3g，白术、苍术各10g，生薏苡仁15g，大腹皮、秦艽各10g，肉豆蔻3g，厚朴6g，陈皮5g，茯苓10g，泽泻15g，半夏、川木瓜、怀牛膝各10g。3剂。

B方取肾气丸加味：熟地24g，丹皮6g，山茱萸、茯苓、怀山药各10g，泽泻12g，白术10g，附子3g，怀牛膝10g，生牡蛎15g，桂枝3g。3剂。

1周后，患者来电告知，饮用A方3剂后，B方未开始服用之前，脚痛已完全消失，行走如前，对此特别表示谢意。

十二、脚肿

这里讲的脚肿，是指以下肢水肿为主要临床特征的腿部病变。现代医学将水肿产生的机制归咎于细胞外液潴留于组织间隙。可分为病理和非病理性水肿。病理性水肿可分有心源性、肾源性、肝源性、淋巴性、贫血性、血管神经性及营养性等12个不同类型。而下肢病变，从病理上则侧重于心源性和肝源性这两个方面。中医则侧重于从脾肾及整体阴阳失衡方面来认识。当我们从眼睛中发现其脾肾功能虚弱或心气（阳）不足时，很自然就同时发现患有脚肿，有这种情况的患者多感到步履艰难，莫名其妙的体重增加，疲倦不堪但又睡眠困难，让患者感到很大的精神痛苦。

案例1：YvomeR.，女，62岁，已婚，棕色人种，居纽约，公务员。

2009年3月7日初诊。主诉：身冷，大小便尚正常，睡眠鼻鼾声大，脚肿、腰痛，行走时间不能超过半小时，有时心跳，胸痛，肩胛痛。

一般检查：脉细、数，右寸实，舌嫩红，少苔。双脚肿，按之不起。

眼像检查：双侧瞳孔变细，色黄灰，老人环密度高，右侧外眦角大面积充血。巩结膜脂肪层较厚（图9-28）。

辨证立法：阳虚。

治宜：壮心阳利水、消肿。

方取真武汤加生脉散加味：附子、白术各10g，茯苓12g，白芍10g，生姜3片，党参15g，麦冬12g，五味子10g，丹参10g，柏子仁10g。6剂。

3月13日复诊。主诉：服药期间，每日清泻次数3～5次，最多7次，泻后肿胀多年的双脚竟然消失，腹胀大减，腰痛消失，身暖，心跳正常，工作不感到疲劳。我们见她初诊时面容憔悴、面色灰暗无光，精神不振，脚穿一双宽大的老人平底鞋。仅仅一周后复诊，只见她脚穿高跟鞋，脸色生光，中气十足，稍作装扮，竟然判若两人。她要求我们再原方给她11剂。我们按"效不更方"原则，全数给她。

案例2：李某，女，63岁，华裔，高级经理，居纽约。

2009年3月15日初诊。主诉及病史：5年前才结束经期，曾做过乳癌化疗。自觉腹胀、气顶，体胖，行走不便。此外，睡眠差，手脚冷，口苦口涩。为了防

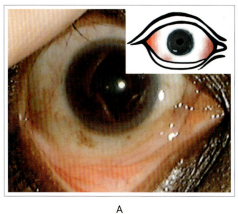 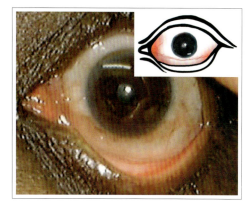

A   B

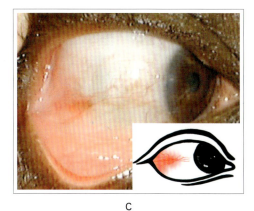 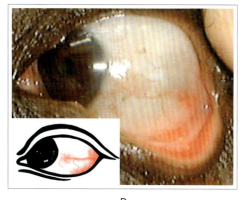

C   D

图 9—28

治已检查出的高胆固醇，每天喝 8～10 杯水，5 种水果，大便正常，小便清长。

　　一般检查：脉沉细，舌苔厚腻，双脚水肿，皮下轻按不起。

　　眼像检查：右眼瞳孔残缺不全，双眼虹膜大小不一，色浊，双眼外眦角可见粗大血管增生（图 9—29）。

　　辨证立法：心肾阳虚气弱，水湿流注。

　　治宜：益气补阳，利湿消肿。

　　A 方：附子、白术各 10g，茯苓、白芍各 10g，生姜 3 片，黄芪、党参各 15g，柏子仁 10g，半夏 6g，黄连 3g，吴茱萸 1.5g。4 剂。

　　B 方：附子、干姜、炙甘草、补骨脂、厚朴、槟榔各 10g，陈皮 5g，半夏 6g，生薏苡仁 15g，龙胆草 10g。2 剂。药后脚已显著消肿，减重 1kg，睡眠改善，白天工作照常，应患者要求复诊时再按 A、B 方分别各 6 剂。

十三、痿症

1. 重症进行性肌无力（原载《望眼知健康》）

　　案例：恩妮，女，1960 年出生。主诉：在十多年前，不知什么原因突然从脚开始瘫痪，之后包括气管肌肉在内全身肌肉无力，每周只能靠药物排便一两

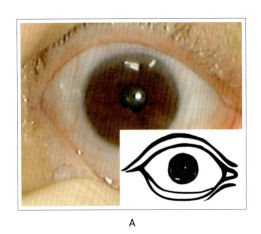

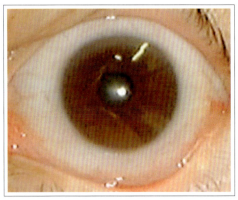

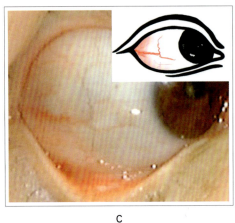

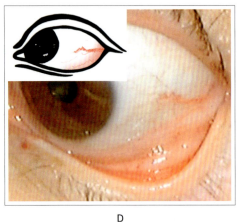

图 9-29

次，有安眠药才能入睡，进食困难，脚像针刺般疼痛并延伸至大脚趾。来访之前一直在使用一种能稀释血液浓度的西药，但症状并没有改变。

一般检查：舌苔厚、白腻，脉数，双脚水肿，头颈歪斜，眼裂半开，神情麻木。

眼像检查：内眦有大量弥漫性充血，瞳孔细小，色素混浊不清，大肠区血管粗重，下睑结膜苍白（图9-30）。

治宜：补气健脾，壮腰健肾。

A方：党参、白术、茯苓、厚朴、枳壳、怀山药、白豆蔻、鸡内金、麦芽、制佛手、灵芝。

B方：六味地黄丸去茯苓加女贞子、菟丝子、补骨脂、益智仁。

C方：以当归六黄汤加郁李仁、瓜蒌仁、茵陈。

以上3方共13剂，两周后再来检查调整。

13剂按期服用后，效果并无大进展，只是胃纳有所改善，水肿略消，大便仍然不通，睡眠状况仍然如故。根据这种情况，决定重点先改善其便秘。A方以大承气汤（去麻黄）为主，外加人参、当归、生地、藿香、砂仁、火麻仁、炒决明子和番泻叶。除保留B方外，新C方在睡前一小时内服，用酸枣仁汤加丹参、五味子、党参、夜交藤、合欢皮和龙眼肉。

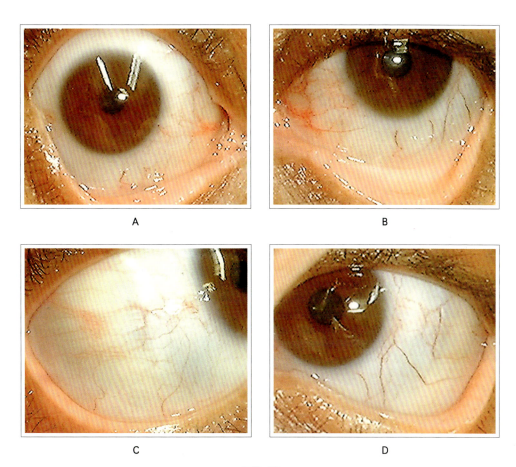

A   B

C   D

图 9-30

2008 年 10 月 9 日再来访时，症状开始明显好转，据其家人及护理介绍：①已能每天或最多两天通便一次，已停服合成泻药。②腰部及手脚疼痛大减。③小便转向正常。④在停用安眠药的情况下，睡眠有 7 个多小时。⑤胃口颇佳，但是胸腔好像有很多积水，痰涎多显黄色。根据其情况，除继续保留前三方，外拟二陈汤加生姜、神曲、麦芽、桔梗和前胡。11 月 12 日再访时，脚肿全消并感到温暖，但手仍感到冷。为了进一步促进其血液循环，在 A 方中去杏仁、瓜蒌仁、决明子，加入高丽人参 15g，熟地、当归各 25g，乌药、黄精。B 方中加大肉苁蓉和川断剂量，将 C 方改为天王补心丹并加钩藤 25g，天麻 7.5g。3 周后（每次开药改为 21 剂），各种症状均大有改善，精神状态明显改善。我建议她在轮椅上多做一些手脚及头部运动，同时尝试在护理员的帮助下站一站。可惜，在元旦前夕，她得了一次重感冒，又住院 1 周，症状又有所反复，使我的计划又推迟了。2009 年 6 月 13 日来诊，我发现她精神大振，面色红润，体重略有增加。其眼像也和一年前大不相同。整整差不多一年过去了，目前虽然进展还算顺利，病人健康状况也较为理想，但能否让她最终站起来，看来要实现这个目标还得有一段艰难日子。

2.尪痹

尪痹是指痹病（包括中医讲的行痹、痛痹、著痹、热痹）。将尪与痹合称而成一中医新病名，是著名中医师焦树德先生从张仲景的《金匮要略》中意会出来的。这个新病名的含义是指患者的关节、肢体、脊椎严重变形，形成废疾的痹证，而有别于通常讲的行、痛、著、热痹。显然，这是一种全身性的严重致残疾病。中国医药学界对于此病的治疗在20多年前已取得了突破性进展，当然关键还是在中医理论指导下进行辨证论治。焦先生强调补肾祛寒，是临床上很成功的治疗方法。不过，由于这类病患的病因、病机相当复杂，病情迁延久远，在辨证治疗上也会有所不同。我们使用望眼辨证的方法也在进行探索，希望能为患者解除一些痛苦。

案例：曼.F.，男，64岁，病退，巴西裔，居纽约。

2008年8月3日初诊。病史：患者在6个月大时已感染肺炎，15年前开始先后有过10次肺炎。不用说，大量的抗生素在体内早已产生各种各样的反应。主诉：5年前肌肉出现渐行性萎缩无力，微痛，右半边身尤甚严重，脚也开始痛而无力，然后蔓延至同侧手臂。胃纳差，气促，畏冷，多饮，多尿、色黄，大便稍硬结。发病后，曾四处寻医问治，但均失望而归，有专家曾建议他做全身关节置换手术，但被他坚决拒绝。他认为，他自己的病关键不在于关节，主要是身体机能有病，况且费用高得惊人。

一般检查：身高约180cm，体重约80kg，说话声音洪亮，但行动困难，需要特制助行器，不能久站。

眼像检查：双眼瞳孔大小不一，右大左小，右色浊，内眦网状充血，右外眦上方可见双血管充血（神经功能区）（图9-31）。

辨证立法：患者禀赋素有不足，幼年及中年均体弱多病，邪遁经肺入肾、脾伤及整体，多年沉疴。证属阳虚阴损，寒凝络阻，骨痹。

治宜：扶阳养阴健体，温筋通络，止痛，壮筋骨。

A方：人参、附子、干姜、桂枝、巴戟天、淫羊藿各10g，细辛6g，当归、白芍各10g，炙甘草15g。

B方：黄芪15g，桂枝10g，生姜12g，大枣4枚，白芍10g.

以上各3剂。

8月10日复诊，脉沉弦，舌微紫。药后头部觉清醒，有微汗，但双膝觉冷。法宜再方，A方加山茱萸10g，B方加鸡血藤15g，桑寄生15g。

8月17日三诊，自觉全身强而有力，脑不觉以往那种混沌，白天不再有瞌睡，但全身肌肉仍痛。脉状弦而乏力。根据"脾主肌肉"的原理，治宜加强健脾驱寒。A方为小建中汤：桂枝24g，白芍30g，甘草15g，生姜24g，大枣8枚，饴糖1/4杯，黄芪12g；B方则以复诊的B方加葛根15g，防风10g，旱莲草10g。仍A、B方各3剂。药后患者体征感觉继续好转，以上方药一直延续至2008年9月4日。自觉症状已有20%～45%（美国人常习惯用数字来表达自身感受）康复，认为B方尤为有效，故原方仍不变。

10月12日再诊，肌肉及关节痛已大部分消失，行走方便，但精力不足，欲寐。则重新拟方：吉林人参、制附子、白术、白芍各10g，茯苓12g，当归、丹参各10g，生姜3片，赤芍10g，为A方，7剂。B方则拟桂枝6g，乌药10g，小茴香6g，白术、茯苓、猪苓、泽泻、香附各10g。7剂。20天后，患者来电

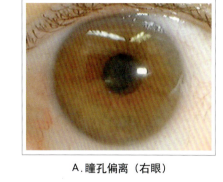

A.瞳孔偏离（右眼）

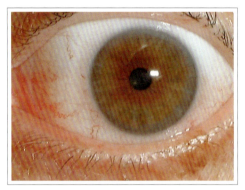

B.左眼内眦大量充血，瞳孔小

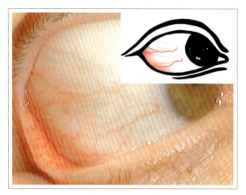

C.外眦上方网状充血

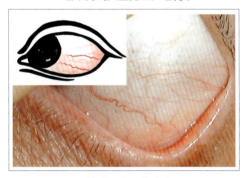

D.外眦下方网状充血

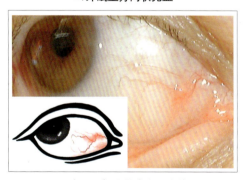

E.大肠区螺旋状充血，色绛

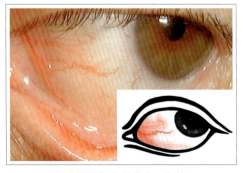

F.大肠区螺旋状充血，色绛

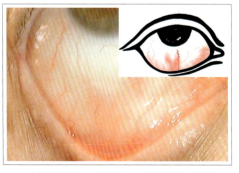

G.睑结膜松弛，脂肪层厚，螺旋状血管增生

图9-31

说，非常感谢中国医生的治疗，身体状况已大为好转，甚至还可以工作了。

十四、老年性阴道炎

名中医祝谌予先生对老年性阴道炎有过相关的病案分析。这是一种在老年女性中，以尿道口疼痛、灼热感，并伴有尿频但尿量不多的一种泌尿道疾病。西医一般称作老年性阴道炎，但如果按此病名对症治疗效果又不理想。笔者在临床上也接诊不少这类患者，按望眼辨证方法来处理，实际上是中医讲的下焦湿热或肝经湿热下注。

案例1：梁某，女，56岁，华裔，工人。

2008年12月10日初诊。主诉及病史：10年前已患有风湿性关节炎，常发生口腔及下肢皮肤瘙痒。上个月曾突然失去知觉，时间不超过3秒钟，经急救后，仍觉发冷、发热，上周开始发现下腹及盆腔区疼痛，小便出口处两侧有烧灼感。

一般检查：脉细数，舌苔薄白夹黄。

眼像检查：右眼外眦角及下方均见有轻度充血，巩膜略见黄色；左眼外眦呈紫色浸润状充血（图9-32）。

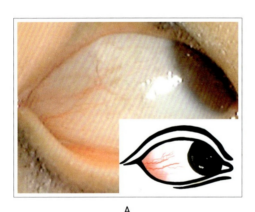 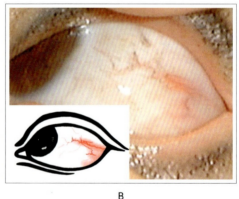

A   B

图9-32

辨证立法：虚（心）火内盛，下焦湿热。

治宜：清热利湿，健肾利尿。

A方：取当归芍药散加味。当归、白芍各10g，川芎6g，茯苓15g，白术、苍术、茵陈、连须、黄柏各10g，黄芪15g，香附10g，玄胡6g。

B方：牛车肾气丸加狗脊15g，川断10g，去熟地。以上各3剂，空腹分上午、下午内服。1周后症状大减，原方基本不变，再各3剂，但A方加丹参10g，蒲公英6g。患者自觉小便已恢复正常，下腹痛止。

案例2：温某，女，76岁，华裔。

主诉：近两周大小便均感不畅，小便发热，下阴肿胀。

一般检查：脉细、快，苔黄质红。血压130/80mmHg，长年服用的西药有降压药、降胆固醇、降血糖、钙片等4～5种。

眼像检查：瞳孔灰浊，左眼为重，左睑结膜出现异常血管，巩结膜灰黄（图9-33）。

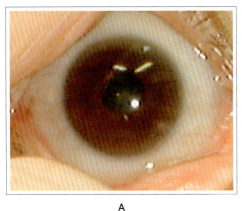

A

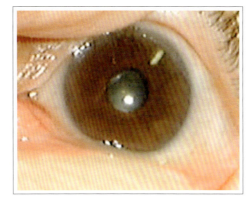

B.瞳孔灰浊

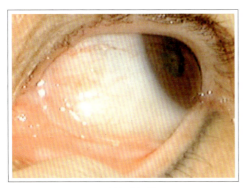

C.巩结膜灰黄

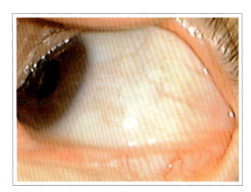

D.睑结膜血管异常

图9-33

辨证立法：湿热移于大小肠二腑。

治宜：健脾祛湿，清利大小便。

鉴于她年纪较大，我曾告诉她可用中药海龙、海马各30g，加南北杏仁、瘦猪肉各50g，清水4碗，文火熬2小时，即可饮用，连饮3天即可根治小便问题。无须另行处理。不知何原因，她未置可否。我们只好拟方当归六黄汤加黑芝麻20g，槐花15g，通便利湿。另方按上例的A方去香附、玄胡，加车前子、党参各10g，3剂。1周后，大小便皆畅通。

十五、老年男性前列腺癌

男性的前列腺病，一般到老年期才引起重视。大多数人都以为，像尿少、尿频、尿细如丝时都是属于一般性前列腺增生，只有发现出血或尿道严重梗阻时才引起注意。现代医学最简单易行的方法有肛门指诊法，比较复杂、费用高一些的有生化（验血）检查，只要发现前列腺抗原（PSA）就基本可以确诊了。

案例1：David.H.，男，1950年出生，单身，居纽约，白种人，身高约170cm，体重约81kg，20年前开始素食。

2009年1月14日初诊。主诉及病史：20年前（不知什么原因）开始素食，每周3盒中国豆腐，有家族心脏病史。3年前医生检查发现患忧郁症，骨质疏松，从那时开始吃抗忧郁药。3个月前突然发现小便每晚多达5次，有一次检查发现有尿血，随即做抽血检查，发现特异抗体PSA指数为4.3，两次活检均出现癌细胞。有医生建议不必作什么处理，还有医生则主张手术切除，由于两者意见不一，目前只服用缩小便和抗前列腺肿大的西药，除此之外，他还加强运动，每周3次，每次半小时，还做中式气功。但还未服用任何抗癌西药，拟先看中医作保守治疗。这段时间以来，发现皮肤越来越干燥，双手干裂，手足奇痒。

一般检查：脉细，仍有力，舌绛红，光面舌。双手皮肤干裂，肥胖，形态衰老，口气及体味浓。

眼像检查：从内、外眦角做一连线，连线以下呈深黄色，膀胱及胃区血管增生，瞳孔灰褐色，大小不等，虹膜大面积污浊。双眼膀胱、小肠区结膜深层线状充血，色黄（图9-34）。

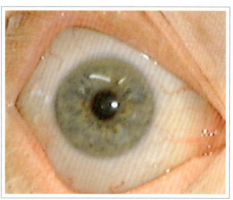
A

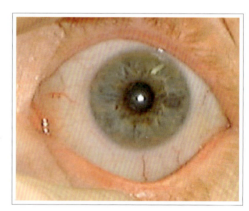
B

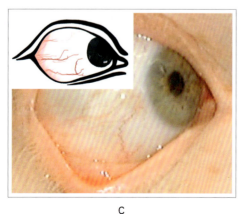
C

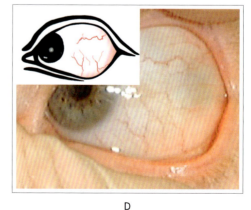
D

图9-34

治宜：健肾利湿，清（肝）热解毒。

初诊 A 方以四逆散为主加味：柴胡、白芍、枳壳各 10g，白术 15g，厚朴 10g，麦芽 15g，丹参 10g，炙甘草 3g，茯苓 10g。

B 方茵陈五苓散加味：党参、茵陈各 15g，泽泻 12g，茯苓、石斛、猪苓、白术、苍术、黄柏、黄芪、连须各 10g。

以上 A、B 方各 3 剂，每天 1 剂水煎服，分上午、下午各半。

1 周后复诊，主诉脚痒消失，大小便、食、睡正常，腹胀显著减轻，舌面干净有薄苔，体味明显变清新，眼像清晰。按"效不更方"原则，初诊 A、B 方基本不变，但 B 方加银花 6g，黄芪及连须加重至各 15g，A 方加入太子参 15g，每方加至 6 剂。

2 月 8 日三诊，主诉大小便正常，脚暖，舌暗红，脉略沉。宜扶正祛邪、解毒，以补中益气汤为主加味：黄芪、党参、白术各 15g，当归 10g，橘红 5g，柴胡 6g，升麻、桔梗各 5g，黄连 3g，炙甘草、黄柏各 5g，附子 6g，茯苓 12g，10 剂。

2 月 18 日四诊，主诉体重已减 4kg，大小便如常，精神强健。脉缓，舌红，仍见地图舌。于三诊单方加桂枝、白芍、半夏各 10g，附子加至 10g，黄柏加至 8g，黄连加至 5g。

案例 2：Vincent.D.C.，男，1954 年出生，南美洲裔，棕色人种，的士司机，居新泽西州。

2009 年 2 月 1 日初诊。主诉：7 年前检查有血尿。2008 年 4 月活检，在 10 份样本中，有 1 份发现癌细胞，但一直以来只有尿灼热感，未作任何治疗。其余有便秘、瞌睡、白痰多、腹胀、口臭，性功能严重衰退。

一般检查：身高约 170cm，体重约 90kg，体味浓烈，结代脉，左部 3 跳 1 停、6 跳 1 停、2 跳 1 停。

眼像检查：呼吸道区大面积脂肪物堆积，色黄，外眦角有线状血管增生，膀胱及前列腺区可见有血管增生（图 9-35）。

辨证立法：痰湿下注，心气不足。

治宜：清热除痰，强心利水。

A 方：党参 18g，白术、苍术、茯苓各 10g，生薏苡仁 15g，龙胆草 6g，连须、白茅根、黄柏、茵陈各 10g。5 剂。

B 方：党参、百合各 15g，陈皮 3g，桔梗 5g，半夏 10g，全瓜蒌 15g，浙贝母 10g，枇杷叶 6g。5 剂。

C 方：人参 6g，五味子 10g，麦冬、茯苓、全瓜蒌各 15g，郁金 6g，柏子仁 10g。5 剂。

以上 3 方，按 A、B、C 顺序服用。A 方每天餐前各服一半；B 方为每天餐后各服一半；C 方仅供睡前每服半剂。

3 月 1 日患者来电相告，15 剂中草药服后整体感觉之舒畅前所未见，小便通畅，未见痰咳，白天工作精力足，希望再 A 方 4 剂，C 方 3 剂，服后 1 周再赴医院检查。

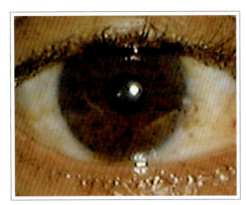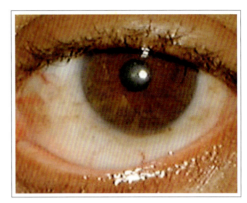

A、B.呼吸道区有大面积脂肪物堆积，色黄

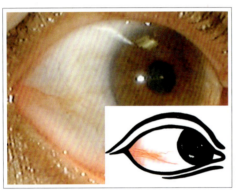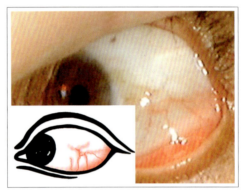

C、D.膀胱、前列腺区有血管增生

图9-35

十六、老年性颈椎病

颈椎病是中老年人的一种常见病，也是我们这些年来临床治疗比较多、反映这类疾病的眼像比较丰富的一种老年性病症。正如一些专家说的，像这种病症，也像腰椎病一样绝大多数不需要什么手术治疗，可以通过自我保健，并在中医药配合下取得较好疗效。原因是这是一种老年性退行性病变，如果在日常生活和工作中，不至于过度劳累，从而伤及周边的肌肉、韧带、神经及关节，气血通畅的话，那么绝不会给晚年生活带来什么痛苦。

1.颈椎病的一般眼像图谱

颈椎病的眼像特征是上巩结膜多有1~2条粗状血管增生，由上至下延伸，颜色黑至褐色，深浅不一，巩结膜色蓝或黄（图9-36）。

案例1：李某，女，60岁，华裔，居纽约。

2009年2月27日初诊。主诉及病史：①年轻时农事操作中，腰部受凉及外伤，肩挑过重过劳，颈椎及双肩疲劳过度，更年期以后经常作痛，只要静止及睡眠时就会疼痛，白天尚可忍受。②两年前因扫雪，不小心摔伤双膝关节，水肿、疼痛，后经中医处理后水肿消退，但平时仍有小痛，天气变化、低温时则大痛，上至脑后，下至腰骶骨。③3年前因突然心跳180/min，经紧急救治后情况显著

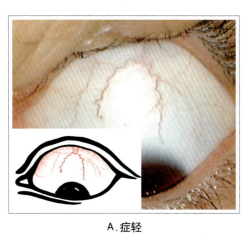
A.症轻

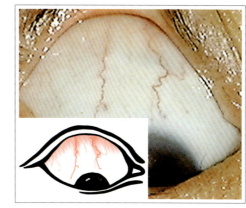
B.症轻

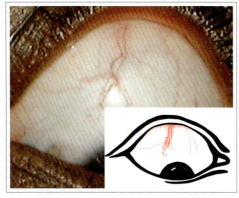
C.症重

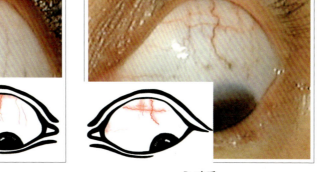
D.症重

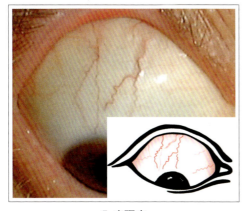
E.肩颈痛

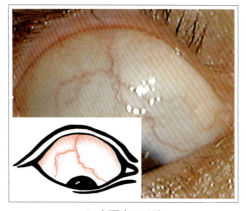
F.肩颈痛至手臂

图9—36

改善，但不久又再次出现类似紧急状况，经检查发现有先天性心脏病，经手术后两年未见复发，但晚上多梦，常会心慌。有以上的病史及症状，但整体健康尚属良好，尚未严重影响日常生活和工作。但随着年龄增长已出现不断加重之趋势。希望能通过中药防老抗衰，做预防性治疗。

　　一般检查：中等身材，精神状态良好。检查运动系统未见异常。脉状平稳，唯舌苔厚腻夹黄。

　　眼像检查：在双肩胛及颈椎区出现气血瘀塞症状的管状充血，巩结膜呈灰黄色，瞳孔灰浊，此属于中老年人颈椎病的典型形态（图9-37）。

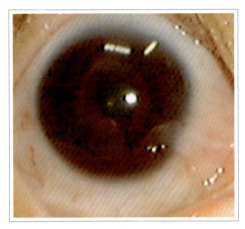
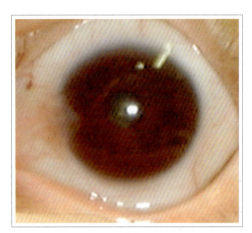

A.痰积　　　　　　　　　　　　　　　　B.痰积

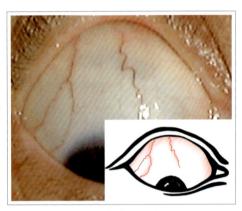
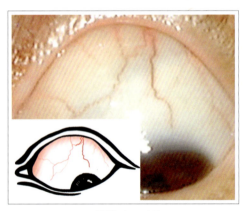

C.颈椎痛至手臂　　　　　　　　　　　　D.颈椎痛至手臂

图9-37

　　辨证立法：积累性颈椎劳损。

　　治宜：理气活血，壮腰补肾。

　　方拟将独活寄生汤分解后再加减成A、B方。

　　A方：桑寄生15g，当归10g，生地15g，丹参10g，党参15g，秦艽10g，川芎、防风各6g，加葛根18g，岗稔根15g（参见第七章），英雄根15g（活血、镇痛，产地不清，可用姜黄、川乌或田七代替）。3剂，专攻上焦肩颈痛。

　　B方：独活6g，川木瓜10g，川芎、牛膝各6g，杜仲、狗脊各15g，黄精12g，川乌6g，生薏苡仁15g。3剂，专攻于腰以下疼痛。

3月4日复诊。主诉：服药期间，全身未见以往那种疼痛症状，但每天有2～3次疑似腹泻，余未见异常反应，一切如常。自觉舌苔原有的厚白腻状消失，口腔洁净，口臭消失，希望原方再各3剂。经眼像复查，原形态及巩结膜色素已消失，血管充血状已开始局部消散。

十七、风湿关节痛

人上了年纪，总会有一些莫名其妙的疼痛，其中一种比较常见的是风湿关节痛。其主要特点是手脚屈伸不利、四肢关节肿痛，天气变化尤甚。究其原因，不外是内有肝肾虚亏、外受风寒暑湿所致，日久成疾。面对这类骨关节病，现代医学所能做到的，除了物理治疗外，最常用的药物是止痛及各种激素（类固醇制剂），除此之外，尚没有其他更好的方法。传统中医在这方面办法则多一些，除了针灸、按摩、放血、药物外敷外，辨证使用中药治疗，效果也不错。

案例：Luisa.P.，1959年出生，刚好50岁。南美有色人种，公司职员。

2009年3月1日初诊。主诉及病史：5年前开始有腰膝痛，手关节肿胀，胃脘胀，便秘，尿频（夜尿3次），手脚寒冷，美国医生诊治为风湿性关节炎，屡经药物及物理治疗无效。

一般检查：两关实、弦、快，舌稍红，淡黄苔，中有裂，口干。

眼像检查：右眼瞳孔变小，色浊，双眼虹膜色素分布不均衡，左眼外眦角血管增生（图9-38）。

辨证立法：真寒假热，痹痛。

治宜：理气止痛，祛湿通络。

A方：附子、川乌（先煎）、干姜、炙甘草各6g，白术、苍术、槟榔、厚朴各10g，陈皮、白豆蔻各5g，茯苓12g，泽泻、薏苡仁各15g。3剂。

B方：桂枝、白芍各10g，炙甘草6g，生姜3片，大枣3枚，细辛3g，通草8分，当归10g，附子、川乌（先煎）各6g，生地10g。

3月9日复诊，主诉：全身症状大为好转，腰膝及手指疼痛消失，腹胀减少，便通，尿正常，身变暖。按"效不更方"原则，但A方加藿香10g，3剂；B方附子加至10g。

十八、老年人飞蚊症

中医称飞蚊症为云雾移睛，西医眼科称为玻璃体混浊。其实这种常见的眼科疾病不限于老年人，但由于老年人肝肾虚亏，发病率比较高，症状也比较严重，常常有其他全身病合并成其他综合症状。中医对这种病多从滋肾养肝、补脾生血入手，效果很不错。有文献报道，武警湖北总队医院门诊的贺育良医师，对这种眼疾的治疗相当有效。其主要方药为"复明散"，其成分主要由经方的明目复明散加减而成：生地、泽泻、山茱萸、丹皮、山药、茯神、当归、柴胡、葛花、半夏、车前子、香附等15种中药。

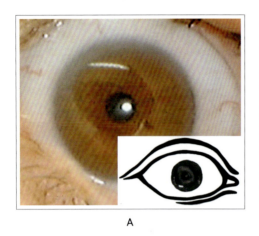

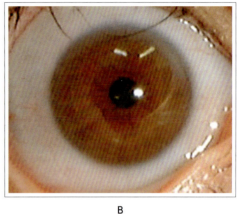

A | B

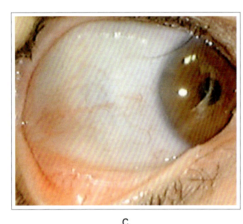

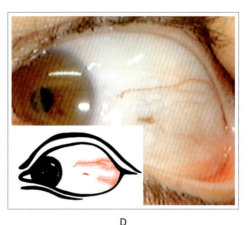

C | D

图 9-38

案例：Juan.G.，男，1942 年出生，南美裔棕色人种，居纽约。

2008 年 2 月 9 日初诊。主诉：鼻过敏，前额头痛，精神疲倦，常年口臭、心悸、气喘、全身肌肉及关节痛，每天大便 2～3 次，肾萎缩（家族遗传），腰痛，水肿。

一般检查：脉沉细，舌淡苔白、厚，轻度心律不正，黄白涕，鼻塞，视力昏蒙。

眼像检查：双眼瞳孔大小不一，色灰白，有老人环，虹膜变形，左眼外眦可见血管增生，巩结膜略灰黄（图 9-39）。

辨证立法：心阴不足，肾气亏损，中焦湿热，上焦寒不通。

治宜：益心气，补肝肾，利水通窍。

前期以补益心气、利水通窍为主，补肝肾为辅；后期重点滋肾补肝明目。从 2008 年 2 月 9 日到 2009 年 2 月 6 日止，断断续续的 1 年时间的调理，患者心脏功能显著改善，鼻通，口臭、脚肿、腰痛全消，夜尿偏多，视力还不理想，眼前游走黑色物体仍未能清除。

2009 年 2 月 6 日复诊。脉见左部沉微，左部可疑为结代，主诉仍时有心悸，舌红，苔白腻。

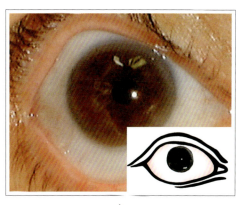

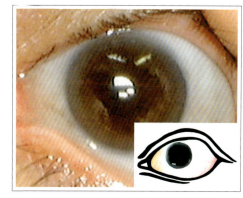

A

B.瞳孔灰白，外眦血管增生

图9—39

　　方拟右归丸加减：附子6g，肉桂5g，枸杞子、杜仲、怀山药各10g，熟地15g，山茱萸、党参、酸枣仁各10g，砂仁5g，黄柏10g，炙甘草6g。6剂以后，患者主诉困扰多年的飞蚊症状竟然全部消失，视力如前。于是在3月16日再方6剂以巩固疗效。

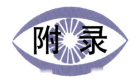

附 录

作者自身保健经验谈

一、青山在，人未老

最近，有一位患者在电话中隐隐约约地问我，你是否要准备退休？我说，10年前我已经超龄退休了，什么时候第二次退休，就要看我自己的健康状况了。我还借用歌唱家李谷一的一句歌词说："青山在，人未老。"再干它几年还是可以的，请放心好了。

话虽然这么说，不过我的老客人和亲属都十分清楚，我退而不休的这10年，无论体力或精神方面消耗之大，是退休前这几十年所无法比拟的。这些年来，风雨不改每天两小时高速车程和接诊业务以及每天的各种内外事务就让人受不了。读者会问，这么一个小诊所难道会有这么大的压力吗？而美国的患者会如此关注吗？这点，的确是不讲不知道。因为，美国虽号称世界超级经济大国，但是平民百姓也同中国人一样遇到看病难、看病贵、看不起病的问题。最要命的是不知什么原因，被内部揭发出来的美国人滥用抗生素、激素以及各种手术及其后遗症情况日益严重，许多人都在渴望能及早改变。在新上任的民主党人奥巴马新政中，除了一系列挽救金融措施外，另一个重要目标就是医疗改革。我想，即使有一个新的改革方案，但现存的传统医疗技术结构和管理体制也难在短时间内有重大改变。最近，偶然从电视中见到马来西亚一位著名的企业家说过一句话挺发人深思的。他说，美国人在地面常年设置大批急救装备，等人从楼上跳下来，就不懂得在楼上架好栏杆，防止有人跳楼。而中医药就像楼上的栏杆，在保健与预防方面是做得最好的。做个栏杆只花小钱，大批急救设置却要花大钱，效果也不一定好。也许是这样，患者经过多年的观察和比较，觉得中医，特别是我们那种融合了电脑新科技的中医可算是一种不错的保健选择，为此寄予希望。

而就我们自身情况来说，我们的落脚点是在一个以西医为主流的西方商业文化社会。不用说，我们是在夹缝中生存，在法律许可下求发展。无论从商业或医疗技术角度来看，我们都必须处处事事小心谨慎，力求以最低的成本，让患者得到最大的效益。比如说，我们一个佛罗里达一家航空公司的空姐，述说她的美国医生为其提供促进卵子成长的注射费，每月要2000多美元，反而致她7次流产，而同样情况，我们由初诊至成功受孕生产，总费用还不到1000美元。诸如此类例子，不胜枚举。如果没有这样的医疗效果，我们随时都会被市场淘汰。不久前，在纽约唐人街一家有20多年历史的类似中医药机构，经受不了这一波的金融危机冲击宣布结业了，在华人社群中引起巨大反响。当然，相对来说，传统的美国私人医院宣告破产关门的数目要比华人多得多。在这样的特殊环境下，像我这样年纪的人，如果不能保持良好的健康状态，特别是保持大脑清晰的思维能力，那是很难坚持下去的。读者可能会这样想，自古中医师都是长寿的，肯定做什么就吃什么，什么参茸补品、山珍海味一定会吃不少，自然就不容易老。这话有一定道理，但就我本人来说也不全是如此。虽然我这两三年，常常会在疲劳时含一片人参，但也就仅此而已。也有些患者直接问我，按理，人到了像你这样的年龄，面部皮肤都会有老人斑，记性也会差，手脚行动迟缓，您好像是个例外，您每天接待这么多病人，可是从未见过你不在堂的，张三李四的名字，西方人东方人大都还记得清楚，难道有什么秘而不宣的养生之道？您平时都吃些什么？喝些什么？面对这些问题，一般我都是笑而不答，因为要真正回答这些问题可不是简单一两句话就讲得清楚的。这次因为是专门讲老人医学问题的，讲祛病延年的，也就趁此机会向读者谈谈自己的一些体会。

二、理想和目标

回想自己走过这几十年的人生历程，有两句古训，我是从小学时代就记住了。一句是：少壮不努力，老大徒伤悲。第二句就是：天降大任于斯人也，必先苦其心志，劳其筋骨。我当时理解这两句话的意思是说做人要有目标，有理想，要想长大以后成就自己的事业，就必须从青少年时代做起。所谓千里之行始于足下，要想实现千里行、万里鹏飞的愿望，必须要有坚强的意志和健康体魄，否则就是不可能的。为什么我当时会有这种超乎同龄人的意念呢？原因是与我的家庭及周围社会文化环境有关。

先说说我的青少年时代家庭情况吧。我的祖父一代是侨工，母亲是永安公司郭氏家族的成员，是一个受过教育有教养的名门淑女，父亲也属于白领阶层，他曾在香港、上海的永安公司任职多年，原本是一个小康人家吧！可至今我还不知道什么原因，到了我的童年时代，竟然家道中落，连祖宗遗留的一间大房子都没了，我们一家子变得一贫如洗。那时远在加拿大、澳洲和香港的亲人虽然也不定期给我们寄上一些年金，但作为家用，那是远远不够的。为了维持一家六七口人的最低日常生活开支，父亲就像山东人闯关东常年外出做工，母亲在家乡也做点散工。尽管这样，我们的日子还是过得很艰难，不过，母亲善于操持，一方面安顿好我们的日常生活；另一方面，一有机会就给我们灌输各种传统教育，希望我们能好好读书，将来重整家业。

到抗日战争结束时，我已经到了上小学的年龄。我们家乡小学可不是一般的小学，这是海外侨胞捐资筹办的现代建筑，师资队伍非常优秀的学校。即使今天纽约一些小学校也比不上我们当时的实力，加上我们离孙中山先生故居翠亨村很近，孙中山先生的政治、文化、思想影响至深。我在学校时，校长是由孙中山先生的暗杀队队长郑彼岸先生担任（当时还兼任广东省文史馆馆员）。记得当年每逢周一上课前1小时，均由校长或教导主任向全体学生训话，大多是讲一些孙中山先生一生如何救国救民建设新社会的一些道理，鼓励学生读好书，锻炼体魄，守纪律，将来要做大事之类的内容，当时觉得校长很令人尊敬，听得多了我自己也暗下决心，将来也要当个校长，为母亲争光。大半个世纪过去了，这些幼年时代的庭训和启蒙教育对我以后这段成长确实影响至深，使我对人生充满了活力和希望。用今天的话来说，这都是青少年时代的"软件"，立下将来要有所作为的志向和人生目标，那么"硬件"如何？说起来，今天纽约的小学校更比不上了，这所远近闻名的小学校，有一个50亩地的新式室外体育场，其周边及场内的各种体育运动设施，包括3个篮球场、1个足球场，各种体操设备，滑梯、跳远沙池，养鱼池，四周有现代建筑的栏栅保护，场内全部为绿草，这全归功于乡中旅居外国的华侨捐赠。这个专属于学校的运动场的用场可大了，平时凡各种体育课、项目练习、校庆及运动会、各种友谊赛都在此举行。而我则除了平时体育课外，每周末或假日都约我的玩伴一起在这里打球、跑步、扔标枪、铁饼、手榴弹，做单双杠运动，此外还经常在附近河里游泳，总之，什么都做。因此，从少年时代开始，我身体就比较好，很少生病。我的学业成绩从小学三年级开始，就已被认为成绩优秀生，这不能不归功于那时候的基础体育锻炼。

三、运动是健康的源泉

当时有些同学和老师看到我这么酷爱运动，以为我将来想做个运动员。虽然我很羡慕这些运动员当时获得的名誉、奖状和金钱，但我却丝毫没有这种想法，我的目标是想通过持之以恒的体育锻炼，让自己能有一个强健的体魄来应对将来人生道路上的各种考验。我从那时候开始，就在思想上有个朦朦胧胧的人生目标，没有一个强健的体魄，什么也做不成。当我上初中时，我们的学校就在小学附近，共用一个运动场。这段时间，我的运动锻炼并没有大的变化，到城里上高中时，学校实行"劳卫制"，身体自然也不错。不过高中入学考试期间，可能是太疲劳、营养不良，不慎得了一场重感冒，可能错过了医治时间，后期成了慢性鼻窦炎。从那时候开始我虽然做了一些治疗，但头痛、流黄涕症状如故。我虽然加大运动量，坚持洗冷水澡，尽管这样，直到我上大学后还没有根治。虽然这不是什么大病，但却严重影响我的目标实现，到北京以后，我一方面积极利用校医院及中央直属第六医院的条件，继续做针灸治疗；另一方面继续加大运动量，每天早上坚持跑完3000m，冷热水交叉淋浴冲击我的头部及鼻子，即使在零下25℃的寒冷天气时我还是坚持不断，直至55岁以后，我才停止冬季冷水浴。除长跑、体操外，我还练习滑冰，暑期还参加校方组织的舢板队练习和比赛活动。这段时间真是有一种炼狱式的蛮劲，1年后，可能由于锻炼加强，营养改善，我的毛病竟然完全根治了，几十年后至今未再犯，即使在纽约这样寒冷的季节，我都很少感冒。可以说，我的健康体魄，从学生时代就打下一个较好的基础了。我想，如果没有这十多年学生阶段的运动基础，在毕业后颇长一段艰难、颠沛流离的日子，很可能挺不下去了。事实上也是如此，我眼见不少同事、朋友，甚至我的邻居在政治和经济生活艰难的日子里一个个地倒下去了，我作为一个幸存者，归功于坚持不懈的运动和意志。的确这样，在1978年前那个特殊的历史时代，我的工作和政治生活一直是大起大落，有时要到最艰苦的大山区工作，有时又要到海边工作，有时又要到最贫穷落后的偏远乡村工作，不但工作艰苦，也难得有一顿像样的饭菜吃。最令我感到痛苦的就是数不清伤及自己精神及健康的政治运动，在那个时候，只要意志稍有消沉、对前途看得黯然无光一些就永远起不来了。不过，由于学生时代的教育和良好的运动习惯，我不论到什么地方，不管别人用什么眼光来看我（常被说成是脱离群众，个人特殊化之类），我都要因地制宜、因时制宜地进行跑步、爬山，到大海游泳等各种运动锻炼，同时还利用特殊年代的空隙加紧进行学习和思考，一旦社会恢复正常运转后，我就能以百倍的精神投入到工作中去。

四、运动使思维活跃

记得30年前，当我回到大学工作之初，有一位同事见我天一亮就在校园跑步，天天如此，脑子又转得快，也偷偷跟着我一样天未亮就起床跑步，冬天也和我一样洗冷水浴。可是不久，有一天我听他家属说，先生进了医院，主管副校长还亲自到医院探问，我一听心里就明白，准是快倒下去了。一打听，我心里难过极了，也感到有些自责。为什么？原来，我的同事是一位很有才华的人口学专家，为了尽快在全国率先复活这个专业，他不分日夜工作，还曾建议我从医学角度探讨人口增长与经济增长的关系，是一个很有专业精神的中年人。可是他一家子却像鲁迅说的，挤出的是奶，可吃的全是草。他的运动量和脑力工作消耗同他的营养补充严重失衡。

我的同事这种破釜沉舟的做法，最初令我大惑不解，当时我也未能察觉到他在暗中跟我学。未能及时向他提出健康忠告，至今还有一点内疚。我之所以没有像他那样倒下去，原因是我固然每天运动量很大，但我吃得也多，质量也高。在刚改革开放的年代，我的工资很低，全家人合起来也就是100元（人民币）左右，我不但每月将这100元全部吃光，而且收到的稿酬都统统被我们吃光了，几年之内一点存款也没有。我之所以这样做，就是开始时说的，青山在，人未老。也就是说，留得青山在，不怕没柴烧。尽管我的运动量很大，每天运动时间很长，在校园内我是少数几个能每天坚持运动的积极分子之一，但由于我有充分的营养补充，也十分注意休息，不但可以坚持每天工作12～14个小时，而且脑子从来不像今天一些人那样容易累。

运动的确不仅能让人青春常在，而且运动还是我之所以能长时间保持思想活力的源泉。那时我的同事和领导，见到我的工作速度过人和不断产生的新思想、新概念常常感到莫名其妙。有些人还暗中考查我，是不是有些什么特殊背景？我现在可以告诉读者了，其实全都是一种误会，我的秘密功夫全在于运动。在许多情况下，运动不仅是我紧张工作的营养剂，而且是思想活力的最重要来源。每当我的思路不通时，我就放下工作全身心去运动，每天早上运动结束，就是我一天工作准备及酝酿新思想、新概念的开始。为什么会有如此效果？我的体会是通过户外运动，立即就可以调动自己的坚强意志和情绪，通过运动使自己大脑及全身血液有充足的氧气供应，大脑的工作效力呈爆发性增长。这种状态，一直在我退休后仍然保持下来。也许读者也知道，我的"望眼辨证"理论与实践体系，虽然在30多年前已开始酝酿和实践了，但系统的研究与实践，主要是在退休后这10年来完成的，许多重要医学概念和思想，是在每天的运动中构思成功的。大家都知道纽约的纬度与北京差不多，一年的春夏秋冬十分明显，总的平均温度比广东低得多，大风雪天气经常出现，冬春季特别长，在那种天气环境里，像我这种年纪的纽约人是极少户外运动的，虽说纽约的运动场不仅面积大、树林多，设备也堪称一流，但真正能利用来锻炼之美国人并不多，大多数都是在室内器械运动，而我却主要在户外跑步，实在下大雪则在室内做器械运动。这样我可以保证脑子氧气充足，工作效率并不比10年前低。我这个时候的工作强度和难度不逊于在职时，但我在别人看来还不算太老，实际年龄可能要比生理年龄小，这全都归功于我几十年坚持下来的运动。

五、睡眠时间不少于 8 小时

我在广东工作的时候，由于气温高，我一般晚上10时半左右上床睡眠，早上6时起床。有时会早一些，5时半便起床了，白天中午我争取1小时的午睡。在纽约天气冷，我一般是晚10时上床，弹性时间为半小时，也就是不论怎么忙，也只能推迟半小时至10时半，早上7时便起床。8小时睡眠对我来说是非常重要的。我这几十年来，有两个生活程序为我省时间，一是每天大便时间仅3分钟左右，每晚上床入睡时间最长不超过5分钟，我这一辈子从来没有吃过什么安眠药。如果不是2007年那次医疗伤害，我半夜不会起床小便，这样我便可以让我一天的体力和精神消耗得到充分的补偿。有读者会问，你是否会晚上写文章或赶书稿？我现在告诉大家，我从来不这样做。原因是这样做实在伤害太大，得不偿失。有些人以为自己上夜班很幸运，白天可多些自己的时间，不注意补偿其巨大消耗实在完全错了。因为由于生物钟的特殊作用，如果以睡眠的生理过程来说，不是任何时间都质量相等的。比如有的人打麻将一打便到天亮，然后再去睡觉8小时，实际上生理效应是不一样的。我从临床上发现，许多心脑血管病、肝脏病的最后原因是因为长期睡眠不足，也是早衰的重要原因。因此，对于一些疑难怪症，我首先是给患者通便，其次是养心安神，其他症状就容易处理了。

那么，我的时间从哪里来呢？很简单，在一年中，别人放假休息，我争取了2/3时间，我没有打麻将的习惯，也很少看电视连续剧，更少深夜会客。我曾见过一位30岁出头的患者，一打开他的眼睛就知道他长期睡眠不足，并由此引发出系列问题。我问他为什么会这样，是不是上夜班？他说不是。那为什么？你猜他怎么说？他说，睡眠是一种浪费。这完全错了。这可能误信一些什么科学家说的话，人可以只睡 2～3 小时就足够了，这也许是将来很遥远的事，但在当今现实社会中，那是一种病态概念。

对于老年人来说，睡眠更重要，如果睡眠不足，血压立即上升，头痛、头眩加剧，胃纳就差，整天无精打采，什么也不想干了，毛病也莫名其妙地出来了。我之所以一直能在不知不觉中度过男性更年期，长期保持旺盛的工作精力，睡眠充足实在是一个必不可少的条件。

六、少点药物，多一些健康饮食

从年龄角度来看，相对于那些八九十岁的人来说，我还是个小弟弟，但我的工作精力和工作效率却几十年不变，从纯粹技术角度来看，当然首先归功于运动和工作方法，当然也离不开我坚持数十年的健康饮食习惯，这也是我的患者每天都在向我咨询的重要内容之一。

我从自己这几十年的生活经验中，首先告诉他们，想健康就要少点药物，也包括不必要的维生素、阿司匹林之类所谓稀释血液之类药物；我也建议他们少用什么"伟哥"之类壮阳药，多一点修身养性，如果体质阴虚的人吃了"伟哥"之类壮阳药，真是折寿也！那么其他一般药物又如何？从我自己这几十年实际记录来看，我从不吃维生素，小病从不吃药打针，除了 2007 年那次入院外，大病从未发生过，也没有进过什么医院。至于各种体检，大概除了大学入学体检、出国体检外，对于那些不必要的体检我从来就不做。原因是每次体检，无非是找一些什么数据，代价是除了金钱外就是时间、不止一次的抽血以及各种器械损伤。这种情况，在国内可能会好一些，如果在美国，这些体检多如牛毛，其后果却无法估量。比如说，如果请医生给你做一次甲状腺功能检查的话，其大概过程是这样：先预约时间，可能是一周或半个月，因为每个医生除了在医院挂牌外，还身兼多家私人诊所的医生，他的工作是走马灯式轮转。到了预约时间，例如上午 10 时的话，你得提早赶到，但真正抽血时间却可能到下午。由于这里的医生读书时间长，临床经验时间短，护士也一样扎了几针也抽不到血，等扎完针抽了血，手上都布满了青紫色肿块。抽完血后，一周或两周等医学报告出来后，医生先给你一些药片，然后建议你手术切除，防止有癌变之可能。如果表示忧虑的话，那么医生可能表示不高兴。原因是他辛辛苦苦培养一个除了一笔可观手术费之外还是一个长期客户从他手上溜走了。当然，你有权转到另一家医院或诊所，那么，新医生的意见却可能完全相佐，他可能完全反对手术，因为甲状腺功能有时高、有时低，割了腺体，就无法调节了，至于是不是有可能变成癌？谁也无法保证。然后为了对这两位医生的意见做一个评估，你必须抽时间再咨询第三位医生或专业人士的意见。这是一个实际例子，许多人一年中听完各种免费（礼品和点心）医学讲座外，立即准备做大肠息肉、妇科、心肺或肝功能等数不清检查预约，然后有上述一系列程序要完成，真是费时伤神，许多人被弄得精神非常紧张，寝食不安，没有病也被弄出病来了。

那么，读者会问，你在2007年那次入院是不是由于检查弄出病来呢？不是的，完全是累出来的。那年刚满70岁。不知道读者是否看过我的《望眼知健康》一书的光盘，我演讲时，必须每5分钟休息一次，因为我发烧已近1个月，硬要完成那次制作后，才被迫入了医院。到了急诊室，护士一查我的病历，大吃一惊，竟然一片空白。发现我年过70岁，但从没有做过什么检查，也没有用过什么药，他对我这位中国老人简直是不可思议，因为一般的美国人到了这个年纪，不知有多少次、多少项目的年检，就像汽车一样，年年都要检查，电脑都有详细记录，而我却是特殊之例外。

其实，我那次入院，也不是什么大病，只是一般的肺炎，在中国大概3~5天就可以控制，最多一周便可出院了，而我却足足住了11天医院。原因是院方一直在怀疑我是否得了肺结核，或者肺癌，尽管我反复告诉他们，我仅仅是普通的病毒性肺炎，绝不是什么TB或CA，可是他们不由分说，将我隔离，每天抽血，照X光，还加MRI，还有超声波及心电图，什么设备都用上了。最令我感到几乎绝望的是，在病情被大量抗生素控制的情况下，竟然还要对我做一次肺穿刺检查手术，手术结果，不但抽不到积液（我估计也没有），反而将我的胸膜穿破了，引起严重"气胸"，然后在当天又要我在昏昏沉沉状态下签下生死状，让他们再做手术抢救。后来总算死后复生了，但我的元气几乎彻底被摧垮了，出院后，医生给我开了6种药，而且每样都要整整吃上一年。回到家里，我通通将这些"宝贝"丢掉了，大概10天后我又出现在我的诊所了，为什么我身体健康恢复得这么快？除了我身体基础好，平时少吃药外，这就归功于我的贤内助给我安排的食疗了。我们每餐以中国黄鳝鱼焗饭、美国青蛙熬中药汤、蒸红枣、牛肉汁、五谷杂粮、牛奶、鲜榨果汁，外加一些燕窝和亲友送的少量冬虫草或高丽参炖乳鸽。经过大概半个月的密集式峻补后，我真的又是一条好汉。1个月后，我又可以继续跑步，4个月后，我还随家人开车（往返约2000公里）到佛罗里达州的迪斯尼观光度假。

七、培养良好的饮食习惯

所谓生活习惯，离不开其社会文化环境和家庭背景，东方人和西方人都有各自的生活习惯，但从医学角度来说，良好的生活习惯却是健康长寿的重要因素，当中最重要的是饮食习惯。在这个问题上，也是客人问得最多、最为关心的问题。因为，既然我们是从事中医药的，中医素有药食同源，怎样能少吃副作用大的西药，多一点自然、健康食品？

（一）番薯、红枣、五谷杂粮、奶的早餐

现在的城市人早餐少不了牛奶，北京人少不了豆浆、油条或馒头，广东人丰富一些，少不了面包、牛奶，或外加一碟肠粉、粥、面。我们则不论在广东或是在纽约，都是番薯加红枣，一小片馒头加五谷杂粮、牛奶。这个基本模式，少说

也有三四十年了，在美国由于玉米产量高，又便宜，每年供应时间长，我们往往又加上一条美国新鲜玉米。

先说一说番薯吧。现在人们发现，番薯竟然和番茄一样是最佳抗老防衰食品及抗癌的首选。番薯我不生疏，我从小就跟着父母种番薯，又大又甘甜，不论焗、清蒸、水煮都很甘美，不但能饱肚子，而且还是每天通大便、养颜、排毒、营养肝脾的良药。我之所以一吃就几十年，原因是青少年时代的抗日战争及家贫，没有足够的大米，只能以番薯及南瓜代主食，到了上大学阶段，在1958年后又遇上经济困难时期，山东的番薯大量进入北京，学校及机关不吃也得吃，而我却早已习惯了，毕业后不久我便由中央下放至广东地方农村，我做了"另类分配"，只要是困难、贫困的地方就有我的机会，在广东惠阳地区，农村又多以番薯作主食，我一待就十多年，番薯几乎是我的家常便饭。后来，回到广州工作，习惯了的主食改不了，但年纪逐渐大了，再也不能多吃，吃多了会有胀气，在这种情况下，我们便像做点心那样，每次早、晚餐用半条或一条洗净去皮切成块状，再加入红枣二三十粒同饭隔着蒸，一家大小做小吃，后来晚餐工夫多，便仅作早餐，从不间断。移居纽约后，番薯品种不像中国丰富，也不像中国便宜。市场上有一种是美国产的番薯，虽然甜但口感差，价格也低一些；日本番薯，松、甘、甜，但价格比美国番薯贵一倍，通常每磅1.2美元，缺货季节是1.6美元左右一磅，按汇价在广州能买5kg品质最上乘的金鱼黄或鸡骨香番薯。尽管比猪肉、鸡肉都昂贵，但我们还是坚持每天早餐吃。

除此之外，实际上还有美国产核桃，也同番薯搭配一起吃。与番薯不同，中国的红枣在美国常年有售，而且尤其是西河鸡心枣，品质最好，又便宜，每磅2.5美元左右，仅比30年前香港价格高一倍，可能也同国内价钱差不多。脱壳核桃中国也有，但比不上美国加州的品质优良。核桃另一种食法是用海盐、红糖调成水浸泡一夜后，拿出来晾干吃，或烤炉4分钟左右，冷却就可以吃，同咸脆花生一样口感，但不会上火，下酒最佳。核桃可算是一种益肾补脑的最佳食品，我尤其向素食者及学生推荐。红枣更是"百果之王"，不但维生素含量极其丰富，而且还是补血养心安神的佳品，凡女性经期前后，将红枣与鸡蛋一起煎水食用，其营养效果可与"八珍汤"媲美。读者可想想，每天有番薯助你通便、抗癌，有红枣补养心脾，核桃益肾补脑，长此下去，人便红颜不显老，精神爽利。除了长年的运动外，这就是我和家人能长期保持面部

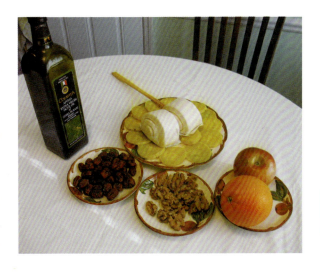

光滑的秘密了（我70岁没有老人斑），读者可从现在开始试一试。

（二）橄榄油、花旗参姜蜜

当然，除此之外，我也吸收一些西方人的经验，那就是在每天起床后饮水的同时，饮用大约5mL的纯正橄榄油。我每天早上饮的水，不是普通的白开水，而是很特别的水，做法是中国生姜两大片，用刀拍打至半碎状放入杯子内，加入100℃左右的白开水泡5分钟左右，再加入已浸泡满一年的新鲜花旗参蜜糖一小汤匙，饮用时一起将橄榄油送服。不但可防感冒，提高免疫功能，也可以润肠通便。这种饮水方法，为什么说是吸收西方人的经验？而且是中西结合？其实橄榄油的好处，我早就知道，在此之前，曾有位巴西患者送过一瓶质量极佳的橄榄油给我，但我们仅当做一般食用油，并没有特别去品尝其与众不同的保健功能。直到2008年上半年，家人非要我休息一下，特别安排我在天气还较清凉的5月去欧洲自由行。我们一行三人，先飞伦敦，后乘欧洲之星火车到巴黎，返回伦敦再从伦敦飞威尼斯，然后我们从威尼斯深海码头登上意大利轮船公司（Costa）的一艘大邮轮，从地中海北上经过希腊的罗得岛，那里真正碧水蓝天，阳光灿烂，我们登上岛后，立即有一位开着BENZ（坐出租车用）的中年男子上前打招呼，问我们是否要陪同观光。估计欧洲邮轮航线中，中国人面孔比较少，这个出租车司机很健谈，也极其专业及礼貌，开他的车为我们参观指引。讲话中得悉他白天是开的士做观光生意，晚上却是酒店经理，是一位大学旅游专业的本科大学生。全家及亲友均住在岛内，问我们是否想参观这个岛的两大特产的文化，一是希腊手工陶瓷；二是希腊橄榄树果园。他说，他兄弟姐妹五人，每人分到一份橄榄树园。他舅舅的陶瓷厂就在果园旁边。他这一讲正中我意，在参观完他舅舅那家类似广东佛山的石湾陶瓷厂后，他还特别介绍说，他爷爷是长命寿星，直到104岁才去世，生前并没有什么大病，他有一个习惯，就是每天起床后，先喝一小杯橄榄油。他说，橄榄油有很多种，以地域来看，希腊及意大利最好，因为那里阳光、水分充足，土质很适合这种树生长。以加工质地来看，初榨最佳，第二次榨的也属于纯油，但其质地却比第一次差，价钱也差很多。他说，他爷爷用的是第一次手工操作榨的极纯正橄榄油。这种橄榄油不但可以冲洗肠内各种毒素，润滑大肠、通便，而且维生素之丰富是其他食用油无法比拟的。从其爷爷的一生食用来看，可看出其保健价值。其实，这不仅是他

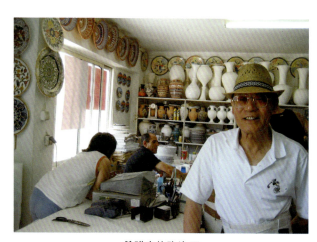

希腊家族陶瓷厂

爷爷，司机本人，他的大家族成员，以及我注意观察这个岛上的居民，大概日常多食用当地产的橄榄油的缘故，人的体质都比较壮实，也很少见到像美国那么多大胖子。听完他的介绍后，我们也在那里的海关买了两瓶，每瓶（750mL）只6.5欧元。后来回到纽约，在意大利人开的食品店也能买到同样质量的，按汇

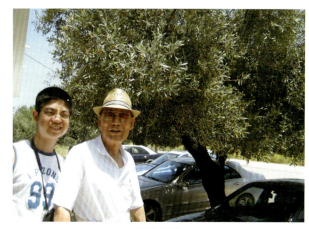

橄榄树园

价折算价钱也差不多。我相信中国大城市也会有出售的。这种第一次榨纯度极高的100%橄榄油的口感不像花生油清香，色青黄，带点涩味，但极其细腻，不慎粘到皮衣上，永远也洗不干净，我本来常年吃番薯，就很少便秘，现在加上每天的橄榄油和花旗参姜蜜，更是罕见有便秘，由于每天通了便，我根本不存在所谓"十男九痔"的问题，吃什么都能吸收、消化，这样人自然就健康了。

（三）多点鱼类蛋白，少点红肉

通常把猪肉、牛肉、羊肉叫做红肉。两年前，有个美国很出名的医生叫艾特金，在他突然心脏病发作去世的消息传出后，立即遭到许多美国人的唾骂。为什么一个传统上受人尊重的职业医生会有如此的舆论下场？原因是这位医生以他的职业背景作介绍，鼓动人们大吃红肉等高蛋白、高脂肪、低碳水化合物的食物去减肥，结果全美约5000万人听了他的话后带来无穷的后患。尽管他的家属反复地公开否认艾特金是死于心脏病，但这只是一种遁词而已。当然，如果将美国人的各种心血管病，包括高血压、高胆固醇、高血脂的病态全归罪于艾特金也未免不那么公正，因为美国人高居全球的肥胖症，根本原因是许多专家说的，多吃少运动，问题是，艾特金作为一个专业医生，他的医学观点正好被这部分人接受了，使问题更加严重罢了。

在我懂事的年代，我不知道什么叫红肉，反正是难得吃上一点肉类罢了。记得在我到省城考大学时，我在饭馆吃的所谓经济碟饭，有几块猪皮，也就很满足了。总之，在学生时代，肉类食物在我的菜谱中难得一见，有一点也是肥肉或猪皮之类。以后在20世纪六七十年代，不是遇上"三年灾害"，就是经济困难时期，经济学上称为"短缺经济"年代，吃肉更是一种非常稀罕的享受。一般来说，逢年过节在北京可能吃上一顿粉丝煮红烧肉，平时就很少有机会吃，因为每月每人大概有500g左右的猪肉票，都留给老人和小孩了。不过世事也难料，在20世纪80年代以前，红肉虽然吃得少，但我却时常有机会吃到很多鱼和蛋，而且一般人很难吃到的优质海鲜鱼和蛋类。那是因为上面说的，在那时候我一直被认为是

一个需要特别改造的知识分子，按编制我工作单位是在城里，但常年工作都被安排在最偏远的地区或最贫困的农村，其中在海边工作的时候，我吃鱼，特别是新鲜海产品比较多，肉类、青菜比较少。在那个时候，我发现海边的渔民各个长得都很结实，很少生病，人均寿命都比较长，其中特别使我感兴趣的是海边的渔民生育能力特别强，一般都有4～5个孩子，而且难得见到一个胖子。当时想，唯一解释的原因是因为他们鱼类食物丰富。海边放养的鸭子生的蛋，质地优良，蛋黄特别鲜红，营养特别丰富。从此以后，我开始有意识地在日常食物结构中增加鱼类的比重，坚持每周能有3～4次食用海鲜鱼的机会。到了纽约，由于这里海鲜特别丰富，事实上我们几乎每天至少有一次食鱼的机会，红肉食用就相对减少。后来我看过一篇美国专家的文章说，每周至少有1～2次食鱼，就可大大减少"三脂"高的毛病。也许我能坚持运动，红肉少吃，多吃鱼，所以，虽已迈入老年，但体态还不怎么显得衰老，代谢功能虽然下降，但我的腰围一直维持在80cm左右，体重一直保持62kg，身高也没怎么下降，也是167cm（矮了1cm），大概还属于普通中国人身材吧！

（四）喝点酒也无妨

酒是一种特殊的饮料，也是一种文化，古今中外都一样。如果人的一生滴酒不沾，似乎过于脱俗；如果嗜酒如命，当然会有害。我想专家一再告诫人们要少喝酒，或不喝酒，可能指的是这一类饮酒。事实上，能喝上一点酒的人，不论男女，似乎对健康还是有利的。

从我个人这大半辈子的体会来看，如果掌握得好，还是利大于弊。一般来说，我只是浅尝两种酒，一种是红酒，包括各国出产的葡萄酒及其他果酒；另一种是法国白兰地酒，也有少量苏格兰产的威士忌。中国的酒，一般是糯米酒，偶尔也会饮少量曲酒。一般来说，只要根据个人对酒精耐受性及健康状况，适度饮用一些还是可以的。至于那些劣质酒，甚至假酒，可得小心。

几十年来，我根据自己的需要按方泡制一些药酒，主要在冬春季节饮用。一般补气血、壮腰健肾药酒的主要中药是：黄芪、党参、枸杞子、黄精、丁香、熟地、补骨脂、骨碎补、女贞子、益智仁、天冬、砂仁、陈皮、肉苁蓉、金樱子、巴戟天、牛膝、杜仲、川木瓜、当归。这些养生药酒可消除疲劳，强精益肾。此外，我也曾向一些捕蛇为业的人买过用毒蛇及中药材合浸的蛇药酒。至今已20多年了，有时天气变化时，我也饮用10mL左右。也许是这个缘故，我很少有风湿关节炎之类毛病。

现在专家都说，优质的红酒对改善心血管功能、促进血液循环很有好处。我在特殊的情况下，饮用一些优质酒，还起到了其他药物所不能起到的作用。

记得在那次欧洲之行，我又由于工作疲劳过度，第四次出现严重腰腿痛。这本来就不宜远行，何况出国！但无奈整个行程的飞行、酒店均已在一年前安排好，过了时间，一大笔费用就自动失效了。在这种情况下，只好尽可能做一些保健措施，包括护腰带、手杖（生平第一次使用）以及各种镇痛药物，虽然一路还勉强坚持下来，但由于每天参观访问的地方实在太多，一路舟车劳累，结果还是疼痛不止。在巴黎时我突然想起法国是白兰地的故乡，就随意在商店买了两瓶200mL装的"轩尼诗"XO，每天晚上饮用10～20mL，果然用后睡得好一些，而且早上起床感到不那么疲劳，疼痛也好一些。直到我准备离开罗马时，我饮剩半瓶，计划到伦敦机场时再买新的。

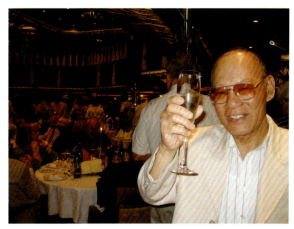

喝点酒也无妨，邮轮上众乐乐！

不想，到罗马机场海关检查时，任凭我怎么解释，那位海关官员还是坚持不让我随身携带上机，我当时想与其白白丢掉，倒不如当场喝掉。于是我将剩下部分一分钟之内全部喝掉了。也就是本来至少3～4天的酒量一次喝完，那当然有点受不了。但幸好，还未出现类似酒醉现象，在家人小心照顾下，我顺利上了飞机后，立即睡着了。到伦敦时，竟然一点也不觉得痛，在机场大厅行走自如，回到纽约时，家人见到我完全没有出游时那副病状，也由此感到十分惊异。至今，我还每天晚餐时喝上10mL。奇怪的是，我的血压并没有由此有什么变化，心脏功能也没有病后初期那么差。看来，喝点酒对健康也无妨。不过，那些患有严重心脏病、高血压、尿酸过高及肝病患者还得小心，最好滴酒不沾为宜。

（五）中国人还是喝茶好

客人常常问我，好不好喝茶？我说，吃中药的时候就不要同时喝茶。从年龄来看，40岁以下的人可多喝绿茶，但年纪大的人最好喝半发酵的乌龙茶，一般情况下，每天可以喝点红茶，不过最好加入一些蜜糖。这只是根据我个人几十年的生活经验而言的，至于茶与咖啡相比，各自对保健的功能及其差异，就得另有专门研究了。正如前面说的，在离开学校后颇长的一段时间，我大多在边远地区生活和工作。这正如哲学家说的，人可无为而为之，而无为实在有为，这就看你用什么样的态度去面对了。这段时间，我的确失去了很多机会，但我又从另一角度补偿了；同样在偏远大山区工作有五六年时间，我由于经常在人烟稀少的地方跋山涉水，除锻炼了体魄外，还在精神上深受百姓鼓励，我还发现不少在学校和平时难以见到的新药品种，有时也能吃到一些在城里难得一见的山珍，饮用到平时根本无法见到的山茶。如果说，我真正养成饮茶习惯，实在就是从那个时候开始的。

顺便说一下，我现在讲的饮茶，同广东人在餐厅、饭店的"饮茶"在本质上是有区别的。广东人说的饮茶，实际上是以各式点心为主，饮茶只是一种搭配，除非是价格昂贵的餐厅、饭店，否则这些"茶"都是低档、质地比较大众化的茶。

而我对这类"饮茶"却避而远之，原因是这些餐厅都加入大量添加剂、味精和高糖、高盐。当然，还要花很多时间，也是我最不愿意的。由于这个原因，我也极少外餐，大多数吃家里做的私家饭菜，也是在饮食上防止病从口入的一道重要防线。

现在回过头来说，为什么我能在大山区饮用城里人无法见到的茶呢？原因是我在山区工作这段时间，为了争取山民的支持，除了本身的工作外，我还替他们看病，免费送上中草药，针灸。由于那个年代山区缺医少药情况非常严重，山民们难得见到医生，也根本不知道怎么保健和治疗，而我在余暇则尽力为他们医治各种疑难杂症，而且就地取材，基本上不用什么成本，我也就没有向他们收费。不想，这些山民各个都十分淳朴、厚道，只要你能为他们做点好事，他们就会千恩万谢，往往会将家里珍藏的深山药材，特别是珍贵的清明前采集的高山茶叶相送。当然，由于数量不多，他们舍不得饮用，也舍不得卖，能送给我的也只是二三百克，最多也只不过500g，但如果一年有一二十家人送的话，我就根本用不完了，只能转送给我的同事和朋友。因为这都是地道极品茶，不需要很多就能泡上一大壶水，而且喝完还可以不断再加水，味道也还很浓。当地人叫"耐水"。不过这些茶虽然可以清洗体内各种毒素，但也不能太多、太浓，否则就会造成低血糖而眩晕、反酸。

此外，茶的品种和质地，在健保方面的作用也差别很大，纯正的龙井茶纯和、清香，能使人心旷神怡，以前有一位年逾80岁的老太太告诉我，她每天起床后先饮一杯淡龙井茶就感到精神爽利，很少生病。我也曾效法，但可惜即使在今日的杭州也很难买得到地道的龙井茶。在离开那令人难忘的山区生活以后，我年岁也一年比一年高了，对茶的选择也逐步变化，我采取了多元化方式，除龙井外，多以福建安溪的上等铁观音，台湾冻顶，云南滇红茶、普洱，广东潮州单丛，宜昌绿茶等交叉饮用，至于碧螺春，虽然好，但优质的价格高昂，也就较少饮用。

中国人说，开门七件事，将茶放到最后，但饮用时，往往放在首位。虽然我们平时尤其暑天饮用柠檬蜜糖水，餐桌上少不了一些醋，但没有茶就有点像西方人没有咖啡一样感到不习惯。

（六）蔬菜水果不能少

蔬果不仅可以平衡饮食，就中医来说，可以平衡阴阳寒热；就西医来说，可以让人体保持酸碱平衡，而且还可以治一些现代人的病。我记得在《望眼辨证女性疾病》一书的第十二章中讲到那位抗癌女性英姐的故事，故事的主人公英姐在2001年不幸患上淋巴腺癌后，经过连续6年的顽强搏斗，在那本书出版2年后，在前年去世了。她留给世人的经验是什么？书上我也略微讲了，首先是拒绝肉食；其次是以各种方式大量食用新鲜蔬果，包括各类果汁和蔬菜汁，用意是借此清除体内的"癌毒"。不过，她食用的蔬果，全都是所谓"有机食品"，即没有各种杀虫剂、化肥、激素和重金属污染的水及有机肥料。当然，这些食品大多数要时光倒流至三四十年前才能吃得到，在当今环境条件下，必须将蔬果也当做特种保健食品生产和储存才能达到这种要求。这样成本就高，一般人吃不起。现在有人建议可将市场上出售的非叶菜类蔬果放在阴凉处（不能放在冰箱），几天后毒性大降；叶菜类也可以用淡盐水浸泡 10～20 分钟，也可以减低毒性，如果这样才行的话，在我们的日常食谱中，蔬果还是不可缺的。

在过去大半辈子中，蔬菜水果我们可不少吃，特别是那些农家蔬菜即今天讲的有机蔬果几乎无所不吃，除了日常餐桌食用外，我们还特别将某些蔬果当做重要药物来使用。在出国前，当我们遇到感冒时，开始我们都不吃任何药物，只要用大芥菜、番薯、少量生姜、陈皮、一两个蜜枣、少量瘦猪肉熬汤内服就可以了。一年四季，如果感冒上火、口角生疮、大便不通或小便黄赤时，我们就以红、白萝卜为主加一个苹果、几个蚝干或瑶柱、一小片金华火腿、蜜枣、陈皮一片。如果秋冬咳嗽，我们就用天津鸭梨加白木耳、少量冰糖熬浓汁也挺有效。广西及台湾产的柚子，也能润肺止咳。许多人都知道西瓜能降热，枇杷果止咳。中国芹菜、黑木耳可降血压，我们就安排吃。山楂果不但消肉食，也是保护心血管的佳果。枸杞菜可清肝明目，我也常加入黑豆熬汤。我在青少年时代，吃不少俗称"鸡屎果"，又叫番石榴，这种水果在广东产量极高，价钱便宜极了，一个铜钱就可以买一个，可是在今天的美国，其价格之昂贵，竟居于所有水果之上，大约 3～4 美元一磅（0.45kg），原因是这种水果之树叶及果实均可以降血糖。苹果及橙子对于养阴、清热、调理肠胃有很好的作用。在我们日常保健食品中任何时候也不能缺。至于广东的大蕉和香蕉也是润肠通便的佳果，香蕉因含有丰富的钾元素，对心脏功能的保护作用也比较突出。黑芝麻，既是果实种子，又是滋肾养颜、润肠的食品，我加入中药首乌熬汁，再加入少量蜜糖，确是中老年人降压、清胆固醇和血脂、黑发的最佳选择。总之，不论平时养生保健或有些小毛病，都可以通过日常的蔬果来调理，不必要有一点小毛病就吃药，包括中、西药也一样，更不必要多吃那些人工合成的维生素。

最后，我想要说的是，以上这些都是我个人的养生体会，其实生活在世上的每个人都有自己的养生经验，都可以根据自己的实际情况，选择或形成自己的养生模式，不必过于强求，只要能达到健康长寿，个人又合适的话，吃什么、做什么运动都可以。比如有人一辈子打太极拳就很有成绩，有的人又打坐、又做瑜伽也可以，有人常年吃斋念佛也长寿，有的人坚持每天散步、跳舞、搓肚、艾灸、骑自行车、游泳等活动也不比其他方法差。世界上的事情什么都不是绝对的，保健也是如此。不过，我还是建议读者，不要完全离开现代社会所提供的各种医疗保健资源，必要时还得利用现代医学的技术设备和资源优势来保护自己，只不过是不要过分依赖那些现代技术资源，不管是药物或各种损伤性检查都是有代价的，特别是对于年纪大的人来说，一定要权衡利弊后才有利于自己的健康。

后 记

　　历经一年多时间，本书总算能与读者见面了。从我动笔到写完序言的2007—2008年初开始至本书完成这段时间，刚好是美国百年一遇的金融危机最严重阶段。至目前为止，虽然新上任的奥巴马的民主党政府马不停蹄地实施一系列新政，包括酝酿多时的全国医疗改革，但毕竟冰冻三尺非一日之寒，这里的专家说，也许是到年底或明年初才能复苏。不过，出乎我们预料，在这里一片公司、银行倒闭、股市及房市崩溃、百业萧条的经济环境下，我们的基本业务竟然没有受到太大的影响。其中一个原因是，许多人在公司大幅裁员中失去了医疗保险后，变得不知所措。在这种新情况下，价廉、方便、疗效显著的东方医学，特别是我们这种有特色的医疗保健技术，就不失为一种经济实惠的选择。因此，除了将我们多年积累的临床资料，特别是眼像资料根据本书的特点和需要作精选外，还可以大量选用最新的案例供读者参考，使本书的内容更加充实。

　　当然，正如一对南美裔夫妇说的，过去经济景气时期，可以连续看诊，在经济上毫无问题，但现在的经济萧条年景，即使有钱，也只能省着花了。因此，有些客人一旦在其主要症状好转以后，就只能通过电话联系，或者由1周1次复诊，改成半月1次或1月1次。不过，尽管如此，作为某个案例的基本辨证立法方药仍然可以作为我们的参考。

　　从纯粹经济技术观点来说，在这种特殊环境条件下，为了确保我们的客源和市场，也要求我们在深入研究基础上，花大力气继续提高我们的技术水平，要有不断创新，争取让客人能花小钱，用最短时间得到最大的医疗效果。因此，读者可以从书中发现，许多中老年人的奇怪杂病，用不了多少次复诊，甚至一次就能立即奏效，我们的患者不但没有减少，反而比以前多了。中医这个伟大医药宝库，其实是取之不尽，用之效力无穷。不过，在这里我还是建议：①读者最好能结合我们以前关于望眼辨证的书一起参考；②我们的临症处方都毫无保留地在书中讲了，但如果需要调治的时候，最好还是在当地请大夫做一些诊断检查，并在他们指导下用药较为稳妥。

我们希望中国的读者能够理解我们的良苦用心。凡事都不是绝对的，现代医学固然有其很多长处，但是在另一个伟大文化中产生的中国传统医学其实也是有其不可替代的长处，特别是在老年人的许多慢性、功能性疾病治疗保健方面，中医更胜一筹，也更为人们所欢迎，不论在中国或西方发达国家也是如此。如果本书的出版能为华夏族裔和我的同龄人的防老抗衰起到一些积极作用的话，那是我和我的家人的莫大欣慰。

最后，再次感谢辽宁科学技术出版社的领导及责任编辑寿亚荷女士的热情鼓励、支持和真诚的合作。

郑德良

2009 年 3 月 31 日于纽约

向您推荐我社部分望诊类畅销图书

手诊快速入门（赠光盘）	28.00 元
舌诊快速入门（赠光盘）	28.00 元
望甲诊病图解（赠光盘）	28.00 元
望面诊病图解	20.00 元
5 天学会望手诊病（赠光盘）	25.00 元
望眼知健康（赠光盘）	48.00 元
望眼辨治女性疾病	55.00 元
望舌诊病图解	18.00 元
望耳诊病与耳穴治疗图解	22.00 元
身体的疾病信号——有病早知道、早治疗	20.00 元
掌纹诊病挂图（附说明书）	18.00 元
望面诊病挂图（附说明书）	16.00 元
望耳诊病挂图 （附说明书）	16.00 元
望舌诊病挂图 （附说明书）	16.00 元
望手、望甲诊病挂图	15.00 元
郑氏望眼诊病挂图	15.00 元
中医望诊彩色图谱（赠光盘）	80.00 元

掌纹诊病技巧系列

女性掌纹诊病技巧	25.00 元
男性掌纹诊病技巧	25.00 元
老年掌纹诊病技巧	25.00 元
小儿掌纹诊病技巧	25.00 元

感谢您购买我社图书，您对我们出版的图书有哪些意见和要求，敬请来信或来电，我们将万分感激！

如果您想出版医学方面的图书，也可与我联系。题材可以为医学各科专业技术读物，也可以是大众健康读物。感谢您对我们工作的支持，愿我们能成为朋友！

地址：沈阳市和平区十一纬路 25 号 辽宁科学技术出版社 医学图书中心

联系人：寿亚荷

电话：024-23284370   13904057705

邮编：110003

E-mail：dlgzs@mail.lnpgc.com.cn